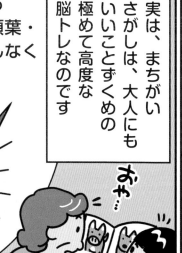

みなさん まちがいさがしは 単なる 子供の遊びと 思っていませんか

杏林大学名誉教授
医学博士
古賀良彦先生

実は、まちがいさがしは、大人にも いいことずくめの 極めて高度な 脳トレなのです

まちがいさがしをしている ときは、脳の前頭葉・側頭葉・後頭葉・頭頂葉がまんべんなく 使われ活性化するのです

おや…

まちがいさがしをしているときの 脳の働きを見てみましょう

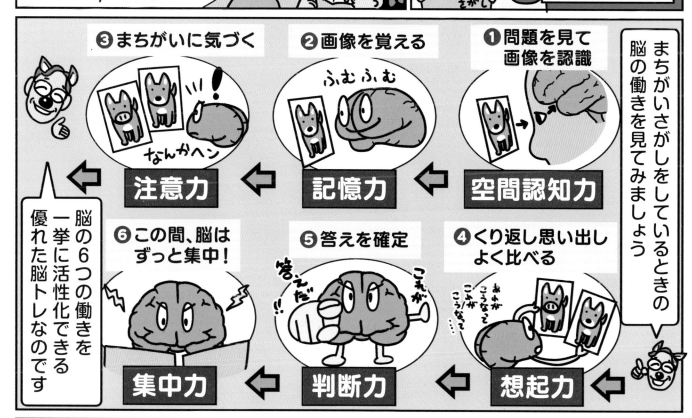

❸ まちがいに気づく → **注意力**

なんかヘン

❷ 画像を覚える → **記憶力**

ふむふむ

❶ 問題を見て 画像を認識 → **空間認知力**

❻ この間、脳は ずっと集中！ → **集中力**

❺ 答えを確定 → **判断力**

答えだ!! これが

❹ くり返し思い出し よく比べる → **想起力**

あれが こうなって こっちが こう！…

脳の6つの働きを 一挙に活性化できる 優れた脳トレなのです

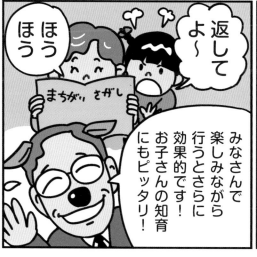

ほうほう

返してよ〜

みなさんで 楽しみながら 行うとさらに 効果的です！ お子さんの知育 にもピッタリ！

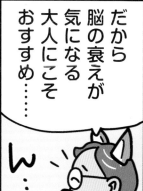

だから 脳の衰えが 気になる 大人にこそ おすすめ……

ん…、

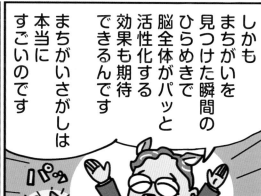

しかも まちがいを 見つけた瞬間の ひらめきで 脳全体がパッと 活性化する 効果も期待 できるんです

まちがいさがしは 本当に すごいのです

「まちがいさがし」は単なる子供の遊びではなく、衰えやすい6大脳力が一挙に強まるすごい脳トレ

本当はすごい「まちがいさがし」

誰もが一度は楽しんだ経験がある「まちがいさがし」。大人も子供もつい夢中になってしまう不思議な魅力があることは、よくご存じでしょう。

実は、このまちがいさがし、単なる「子供の遊び」ではないことが、脳科学的に明らかにされつつあります。何を隠そう、脳のさまざまな部位の働きを瞬間的・総合的に強化できる、極めて高度な脳トレであることがわかってきたのです。

普段の生活でテレビばかりみていたり、ずっとぼんやりしていたりすると、脳はどんどん衰えてしまいます。記憶力が衰えて物忘れが増えたり、集中力が低下して飽きっぽくなったり、注意力や判断力が弱まってうっかりミスが生じたり、感情をコントロールできなくなって怒りっぽくなったり、やる気が減退したりしてしまうのです。

そうした脳の衰えを防ぐ毎日の習慣としてぜひ取り入れてほしいのが、まちがいさがしです。脳は大きく4つの領域（前頭葉・頭頂葉・側頭葉・後頭葉）に分けられますが、まちがいさがしを行

うと、そのすべての領域が一斉に活性化すると考えられるからです。

まちがいさがしで出題される絵や写真の視覚情報はまず脳の後頭葉で認識され、頭頂葉で位置関係や形などが分析されます。次に、その情報は側頭葉に記憶されます。その記憶を頼りに、脳のほかの部位と連携しながら、意識を集中させてまちがいを見つけ出すのが、思考・判断をつかさどる脳の司令塔「前頭葉」の働きです。

あまり意識することはないと思いますが、まちがいさがしは、脳の4大領域を効率よく働かせることができる稀有（けう）な脳トレでもあるのです。

記憶力など6つの脳力を瞬間強化する高度な脳トレ

まちがいさがしが脳に及ぼす効果について、さらにくわしく見ていきましょう。

まず、まちがいさがしは脳トレのジャンルの中で、「記憶系」に分類されます。問題を解くには記憶力が必要になると同時に、まちがいさがしを解くことによって記憶力が強化されるのです。

実際に、2つ並んだ絵や写真からまちがい（相違点）を見つけるには、以下のような脳の作業が必要になってきます。

第一に、2つの絵や写真の細部や全体を視覚情報としてとらえ、一時的に覚える必要が出てきます。ここには「空間認知」と「記憶」の働きがかかわってきます。

第二に、直前の記憶を思い起こして、記憶にある視覚情報と今見ている絵や写真との間に相違点がないかに意識を向けていくことになります。ここで「想起」と「注意」の働きが必要になります。

まちがいさがしをするときの脳の各部位の働き

前頭葉
意識を集中させまちがいを見つける

頭頂葉
位置関係や形など視覚的空間処理

側頭葉
視覚情報を記憶

後頭葉
視覚からの情報処理

第三に、相違点が本当に相違点であると気づくには、確認作業と「判断」力が必要になります。

そして、こうした一連の脳の働きを幾度となくくり返すためには、相応の「集中」力を要します。

つまり、まちがいさがしを解く過程では、主に①記憶力（覚える力）だけでなく、②集中力（関心を持続する力）③注意力（気づく力）④判断力（正しく認識・評価する力）、⑤想起力（思い出す力）、⑥空間認知力（物の位置や形状、大きさを認知する力）という「6大脳力」が総動員されるのです。

脳はある意味で筋肉と似ています。何歳になっても、使えば使うほど強化されます。つまり、まちがいさがしは、年とともに衰えやすい「6大脳力」を一挙に強化できる、極めて高度な脳トレだったのです。私が冒頭で「単なる子供の遊びではない」といった理由は、ここにあるわけです。

まちがいを見つけた瞬間 脳全体がパッと活性化

それだけではありません。まちがいさがしが優れているのは、「あ、ここが違う！」と気づいた瞬間に、一種の喜びに似た感覚を伴う「ひらめき」が生まれることです。このひらめきがまた、脳にとって最良の刺激になるのです。

新しいアイデアを思いついた瞬間、悩み事が解決した瞬間、何かをついに成し遂げた瞬間など、私たちがひらめきをひとたび感じると気分が高揚し、その瞬間に脳は一斉に活性化するのです。みなさんもこうした経験をしたことがあるでしょう。暗い気持ちがパッと晴れるような、暗闇の中、電球の明かりがパッと光るような、そんな感覚です。

まちがいさがしは、こうしたひらめきに似た感覚を日常で手軽に体験できる優れた脳トレでもあるのです。

本書のまちがいさがしには、1問につき5つのまちがいが隠れています。つまり、ひらめきに似た感覚を体験できるチャンスが、1問につき5回も用意されているのです。

いぬのかわいい表情やしぐさに ときめきを感じて癒される脳活

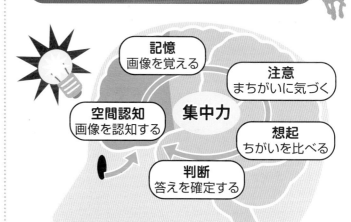

まちがいさがしの脳活効果

記憶
画像を覚える

注意
まちがいに気づく

空間認知
画像を認知する

集中力

想起
ちがいを比べる

判断
答えを確定する

おまけに、本書のまちがいさがしの題材は、みなさんも（私も）大好きな「いぬの写真」。表情豊かないぬたちの愛くるしい瞬間が集められています。

暗いニュースが多い昨今、かわいさを極めたいぬたちの表情やしぐさを見るだけで、思わず顔がほころび、心が癒され、暗い気持ちがフッと軽くなるのではないでしょうか。

事実、認知症の患者さんたちに動物と触れ合ってもらったり、動物の写真を見てもらったりすると、表情がパッと明るくなり、失われていた記憶を取り戻したり、不可解な言動が減ったりすることを、日々の診療でよく経験します。

ある研究によれば、「いぬを飼っている人は長生きをする傾向がある」との報告もあります。まさに、いぬは人類の友なのです。

まちがいさがしをするときは、いぬをなでたときの毛並みの感触、感情を表すしっぽの動き、キャンキャン、クンクン、ワンワンなど、どんな鳴き声を発しているのかなど、写真では得られない情報にも想像を巡らせてみてください。フキダシのセリフをつぶやいても楽しいですね。脳全体のさらなる活性化につながるはずです。

さらに、まちがいさがしをするときは、一人でじっくり解くのもいいですが、家族や仲間とワイワイ競い合いながら取り組むのもおすすめです。「いぬってこんな行動をするよね」「ここがかわいいよね」と、いぬの話に花を咲かせながら取り組

むと、自然と円滑なコミュニケーションが生まれ、脳にとってさらにいい効果が期待できます。

最近、「脳への刺激が足りない」「ついボンヤリする」「ボーッとテレビばかりみている」……そんな人こそ、まちがいさがしの新習慣を始めてみましょう。めんどうなことは何一つありません。何しろ「ワンミニッツ、1分見るだけ！」でいいのですから。それだけで、記憶力をはじめとする脳の力を瞬時に強化することにつながるのです。

まだ半信半疑の方は、問題に取り組んでみてください。一とおりクリアするころには、1分以内にまちがいを探すときの「ドキドキ」と「ワクワク」、そしていぬのかわいさに思わずキュンとしてしまう「ときめき」で、夢中になっているはずです。

ときめきを感じて癒されながら没頭して脳を活性化できるいぬのまちがいさがしは、まさに最強の脳トレの一つといっていいでしょう。

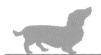

まちがいさがしの6大効果

空間認知力を強化

物の位置や形状、大きさを正確に把握する脳力が高まるので、物をなくしたり、道に迷ったり、何かにぶつかったり、転倒したり、車の運転ミスをしたりという状況を避けやすくなる。

記憶力を強化

特に短期記憶の力が磨かれ、物忘れをしたり、物をなくしたり、同じ話を何度もしたり、仕事や料理などの作業でモタついたりすることを防ぎやすくなる。

想起力を強化

直前の記憶を何度も思い出す必要があるので想起力が磨かれ、人や物の名前が出てこなくなったり、アレソレなどの言葉が増えたり、会話中に言葉につまったりするのを防ぎやすくなる。

注意力を強化

些細な違いや違和感に気づきやすくなるため、忘れ物や見落としが少なくなり、うっかりミスが防げて、めんどうな家事や仕事もまちがいなくこなせるようになる。

判断力を強化

とっさの判断ができるようになるため、道を歩いているときに車や人をうまく避けられたり、スーパーなどで商品を選ぶときに的確な選択が素早くできたりする。

集中力を強化

頭がさえている時間が長くなり、テレビのニュースや新聞の内容をよく理解できて、人との会話でも聞き逃しが少なくなる。根気が続くようになり趣味や仕事が充実してくる。

●本書のまちがいさがしのやり方

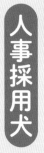

人事採用犬

正
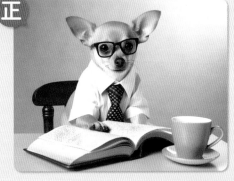

誤
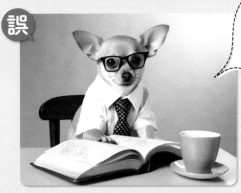

うん、キミの意見をもっと聞かせてくれたまえ

→解答は64ページ

「正」と「誤」を見比べて、まず、1分間にまちがい（相違点）を何個見つけられるか数えてください。1問につきまちがいは5つ隠れています。全部見つけられなかったときは、次に、5つのまちがいをすべて見つけるまでの時間を計測してください。楽しみながら解くのが、脳活効果を高めるコツです。

1 生徒犬

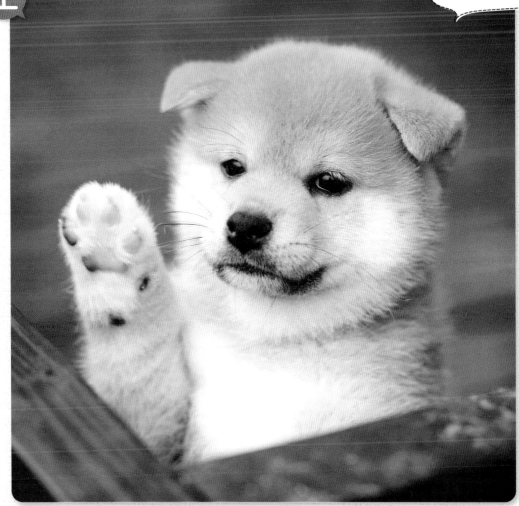

はーい、はーい

じゃあ、
卓球と肉球の
違いの
わかるひと

まちがいは5つ。1分で探してわん。

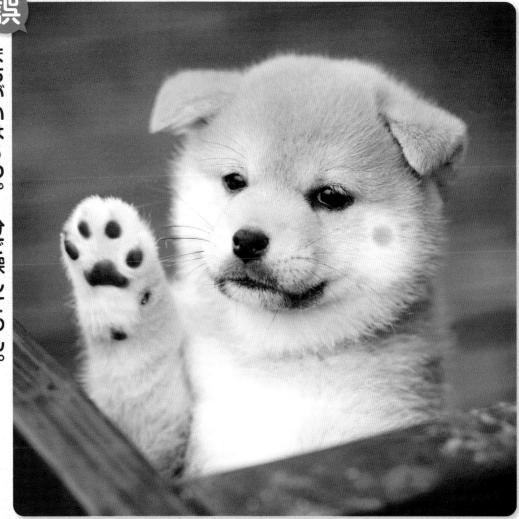

1分で 見つけた数	個
全部見つける までの時間	分　秒

→解答は64ページ

打っ･た一、
大きい、大きい、
ホームラン！

| 1分で
見つけた数 | 個 |
| 全部見つける
までの時間 | 分　秒 |

正

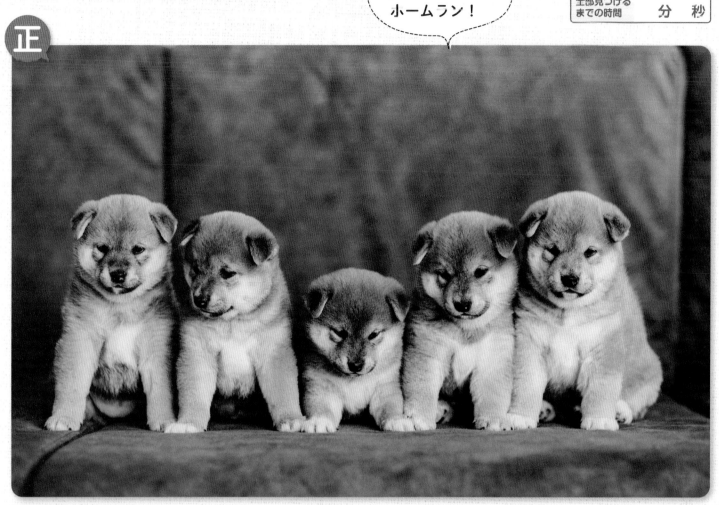

○解答は64ページ

誤 まちがいは5つ。1分で探してわん。

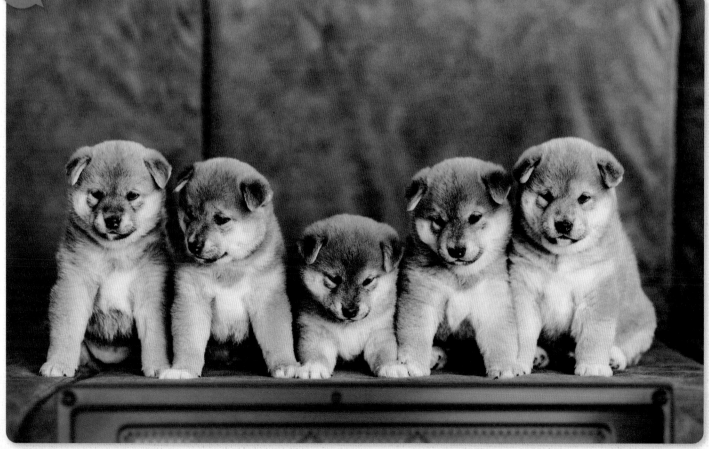

○解答は64ページ

すけちゃん、かくちゃん、
ちょっとこらしめてやりにゃさい

| 1分で見つけた数 | 個 |
| 全部見つけるまでの時間 | 分 秒 |

正

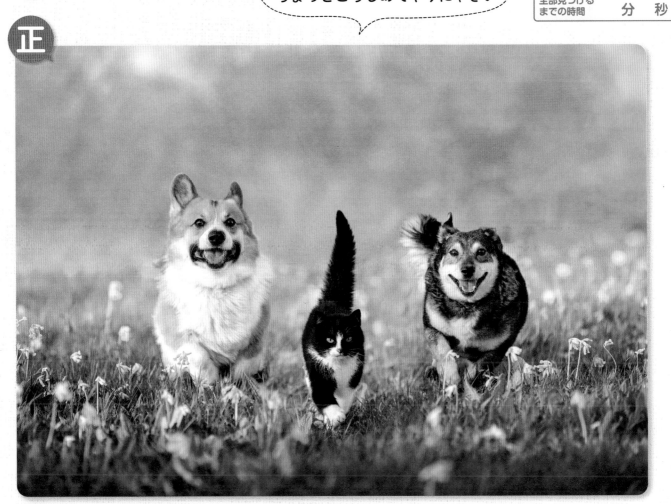

◆解答は64ページ

誤 まちがいは5つ。1分で探してわん。

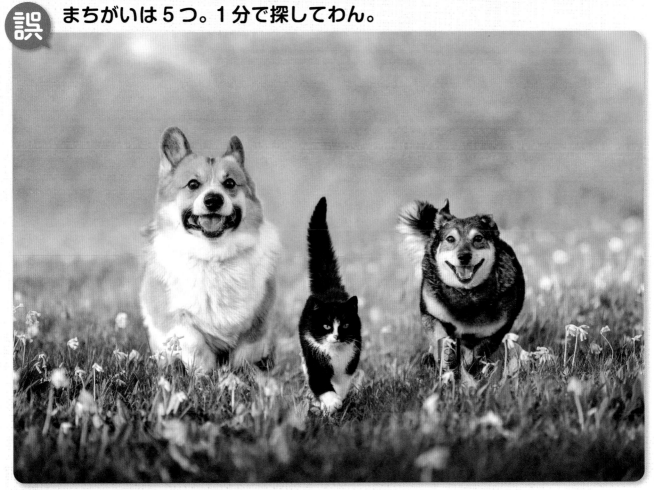

④ 冷やかし犬

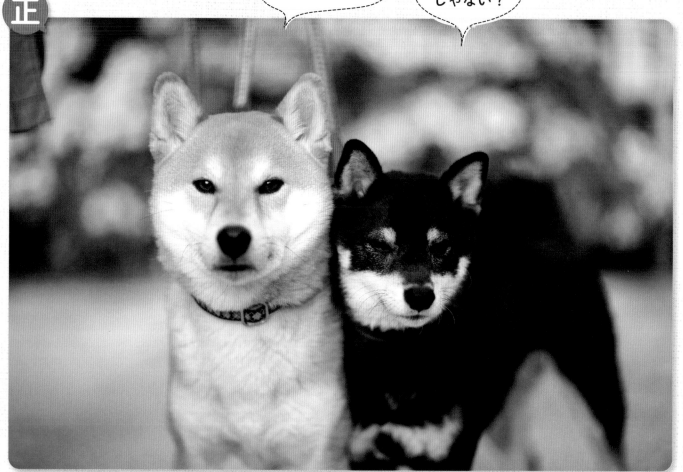

まちがいは5つ。1分で探してわん。

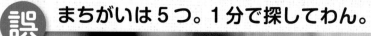

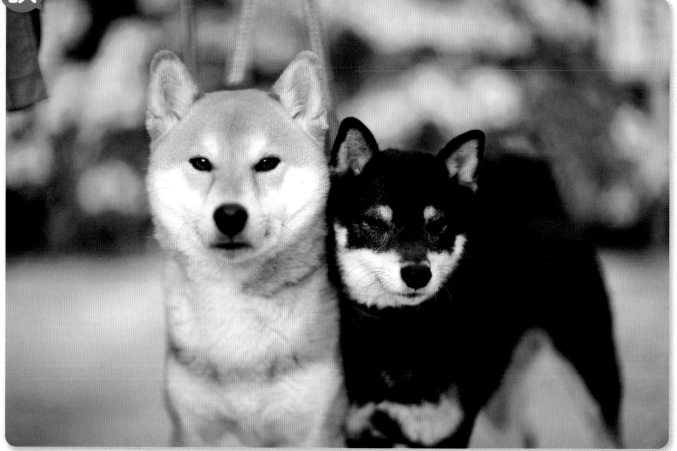

➡解答は64ページ

1分で 見つけた数	個
全部見つける までの時間	分　秒

正

こら、表へ出ろ

やめて、私のために
もう争わないで！

誤

まちがいは５つ。１分で探してわん。

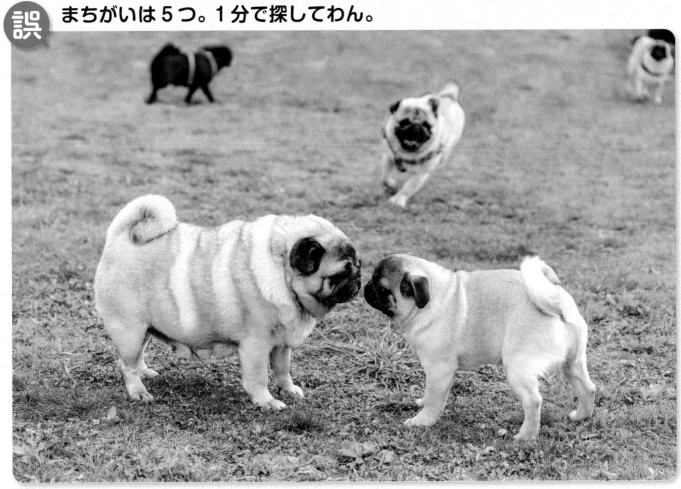

| 1分で 見つけた数 | 個 |
| 全部見つける までの時間 | 分　秒 |

正

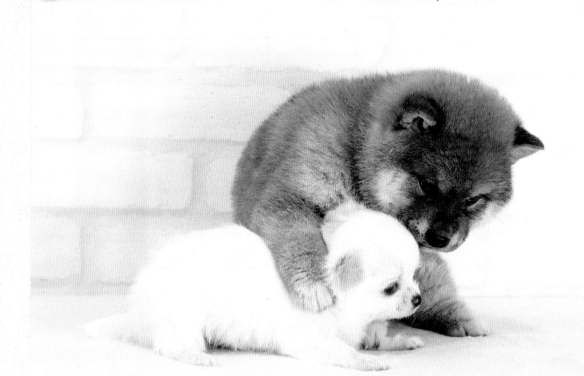

➡解答は65ページ

誤 まちがいは5つ。1分で探してわん。

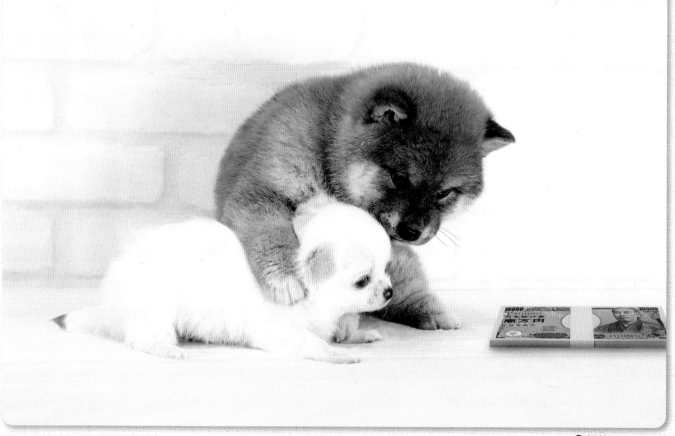

➡解答は65ページ

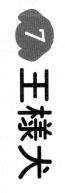

⑦ 王様犬

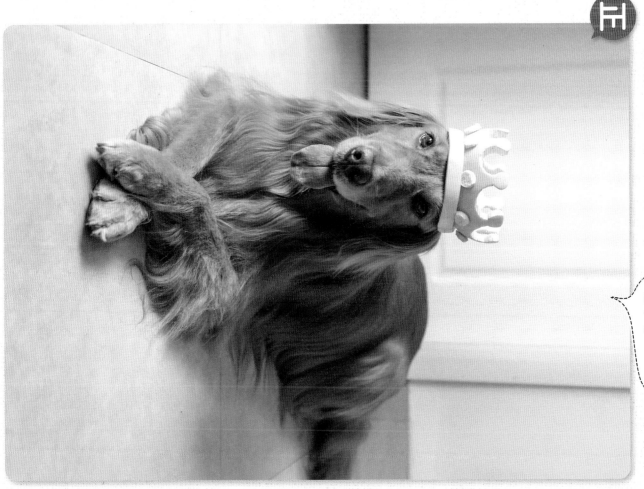

正

はい、じゃ
次の陳情の人、
どうぞ

誤

まちがいは5つ。1分でさがしてね。

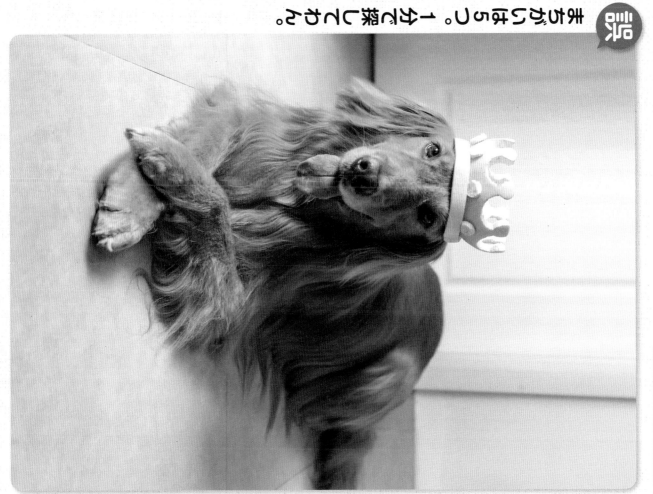

1分で
見つけた数　　　個
全部見つける
までの時間　分　秒

解答 65ページ

11

8 示し合わせ犬

正

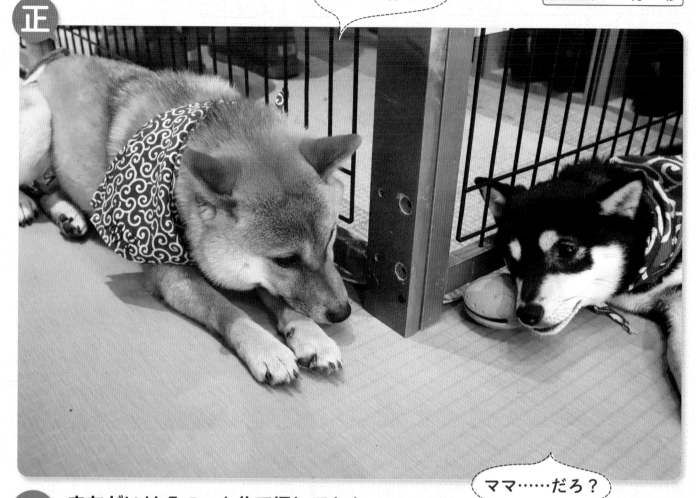

誤　まちがいは5つ。1分で探してわん。

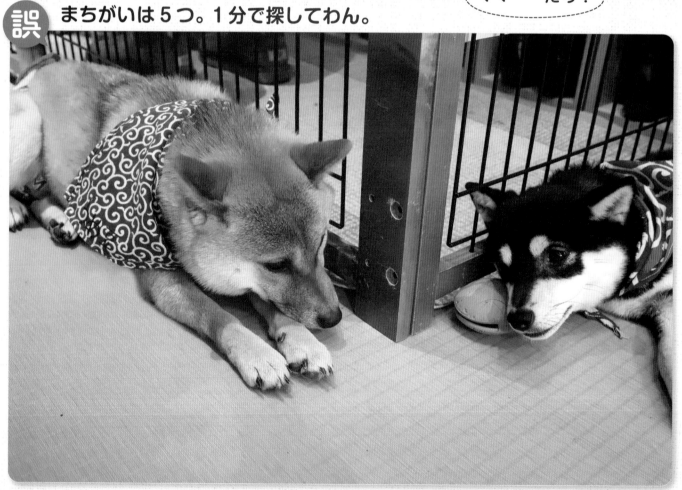

⑨ レース犬

1分で
見つけた数　　　個

全部見つける
までの時間　　分　秒

フッ、トロそうなヤツばっかだぜ。
優勝はオレがもらった！

正

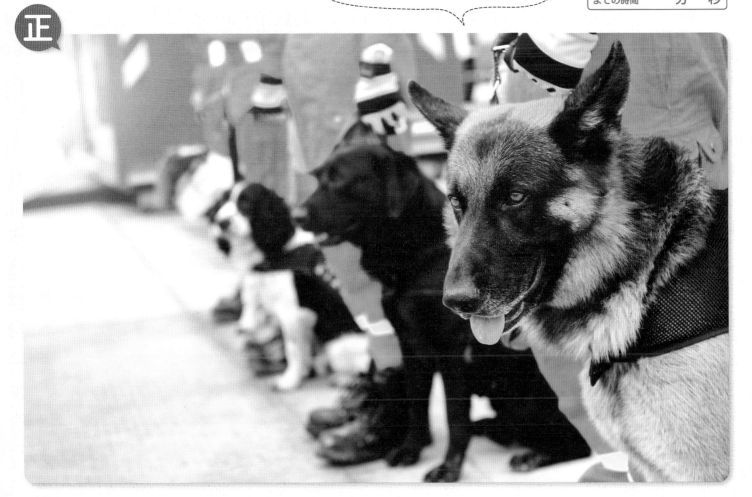

誤　まちがいは5つ。1分で探してわん。

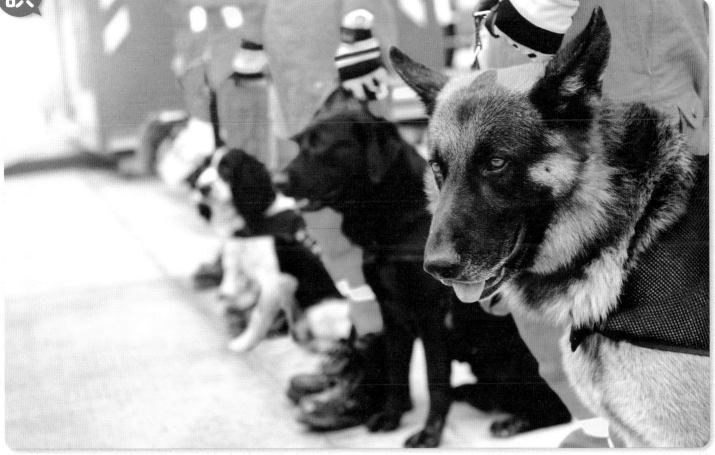

正

➡ 解答は65ページ

| 1分で
見つけた数 | 個 |
| 全部見つける
までの時間 | 分 秒 |

ご主人、次は
100㍍ダッシュな、
行くで！

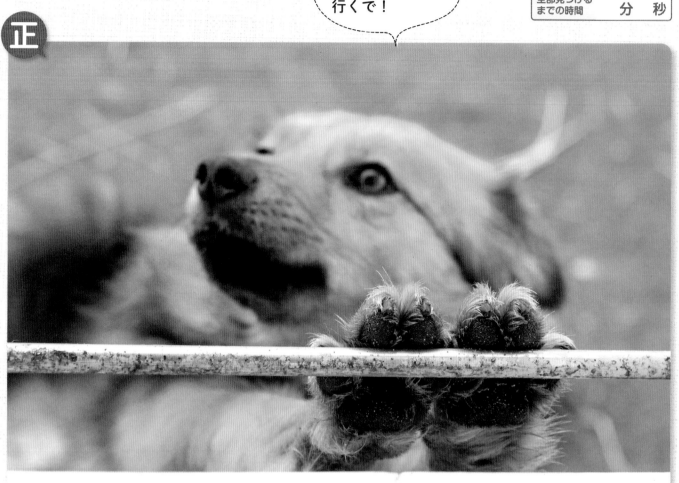

誤　まちがいは5つ。1分で探してわん。

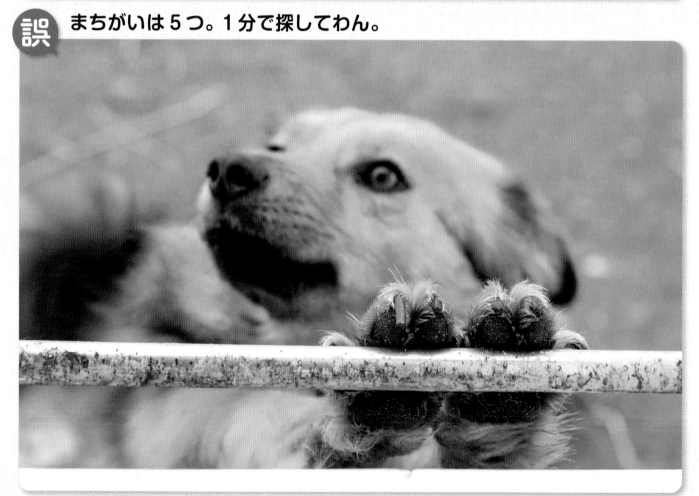

➡ 解答は65ページ

正

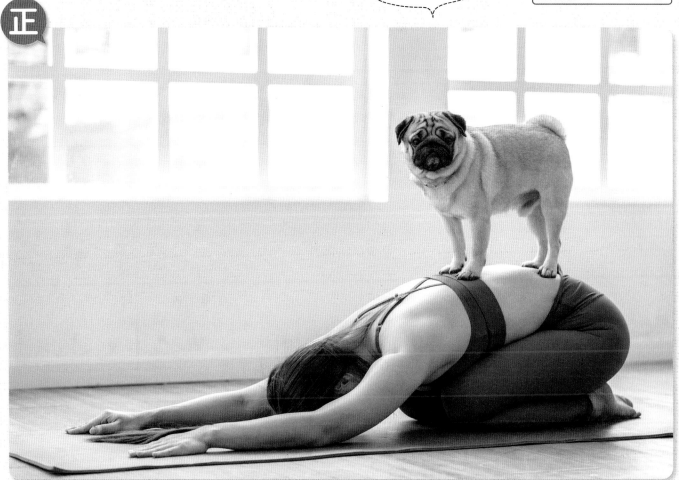

まちがいは5つ。1分で探してわん。

誤

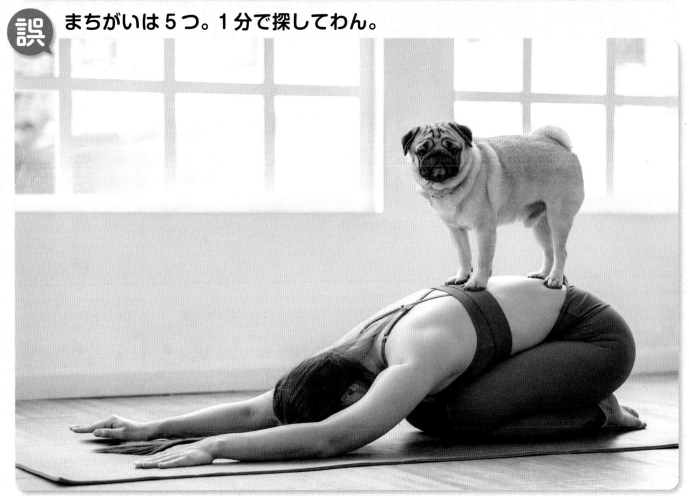

➡解答は65ページ

おりゃー
ズドドドドドドドドドッ

正

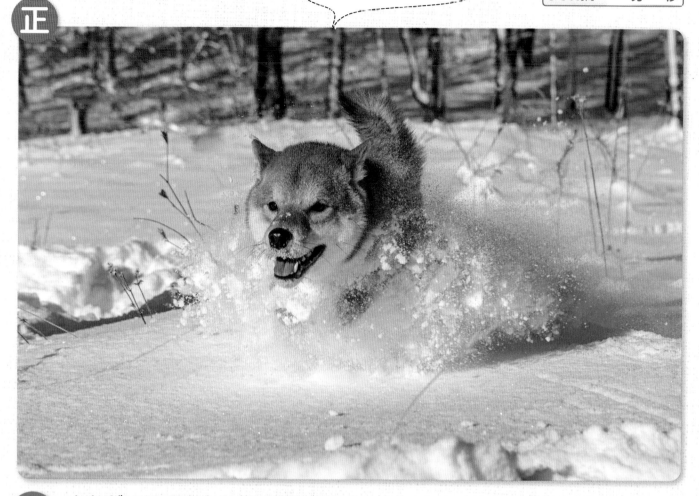

➡解答は65ページ

誤 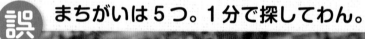 まちがいは5つ。1分で探してわん。

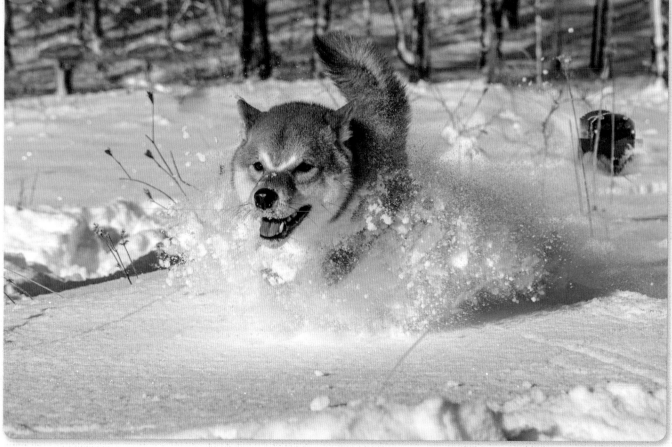

➡解答は65ページ

⑬ 御用聞き犬

正

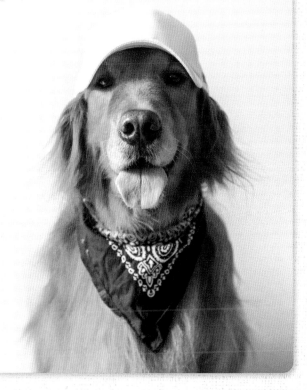

➡ 解答は65ページ

ちわー、
わんわんクリーニングです

1分で見つけた数	個
全部見つけるまでの時間	分　秒

誤

まちがいは5つ。1分で探してわん。

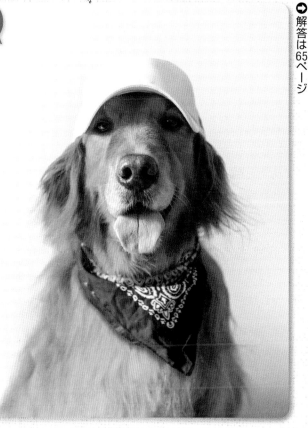

⑭ 学校帰り犬

正

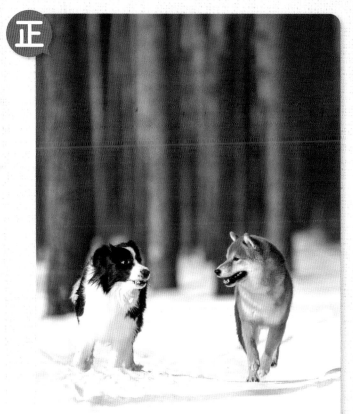

1分で見つけた数	個
全部見つけるまでの時間	分　秒

コンビニ
寄ってく？

今日こそ
おごれよなっ

➡ 解答は66ページ

誤

まちがいは5つ。1分で探してわん。

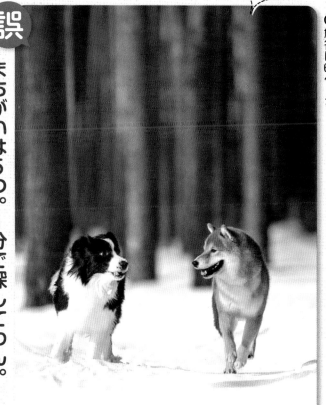

ウサギさんがいないので、ボクが相手でちゅ

1分で見つけた数	個
全部見つけるまでの時間	分　秒

正

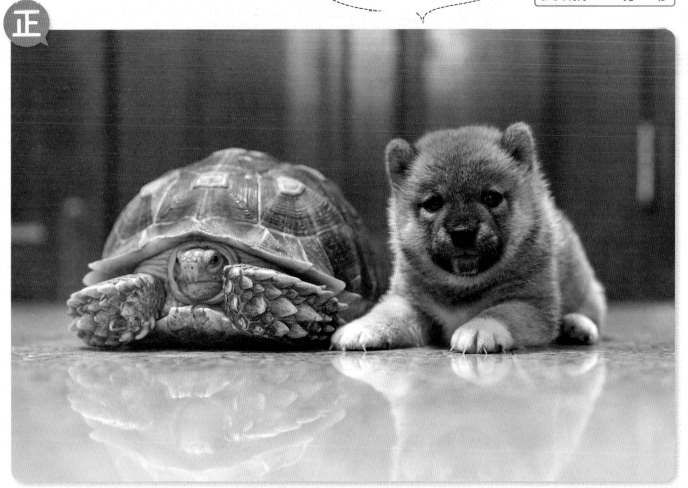

➡解答は66ページ

誤 **まちがいは5つ。1分で探してわん。**

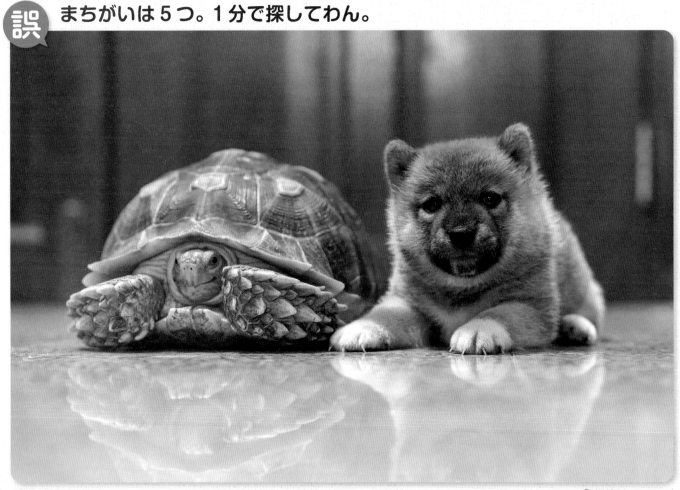

➡解答は66ページ

盗み食い犬

ドーナツ？
知りませんよ

正

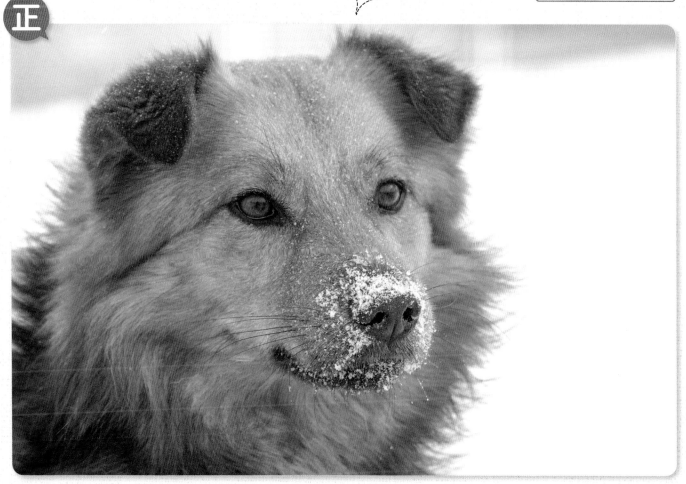

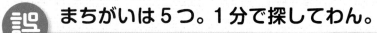

誤 まちがいは5つ。1分で探してわん。

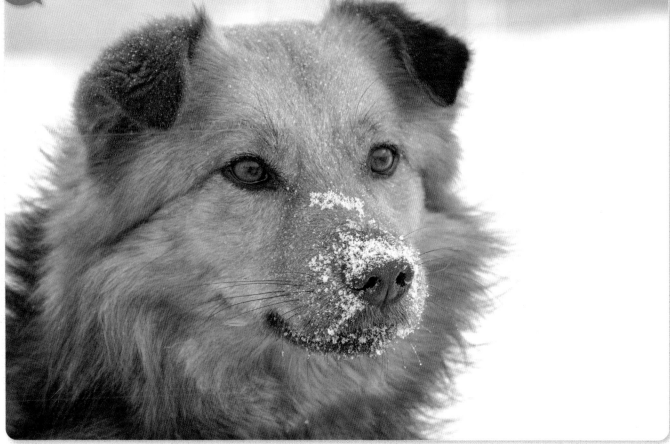

➲解答は66ページ

ちょっと、
そこの真珠の耳飾りを
取ってくださる？

| 1分で 見つけた数 | 個 |
| 全部見つける までの時間 | 分　秒 |

正

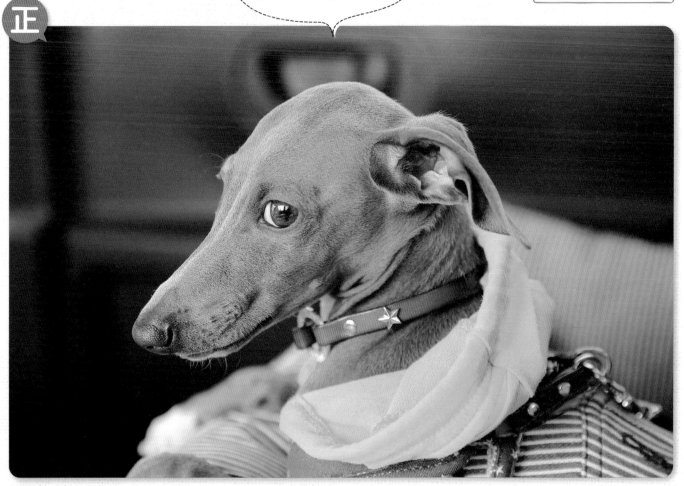

●解答は66ページ

誤 **まちがいは5つ。1分で探してわん。**

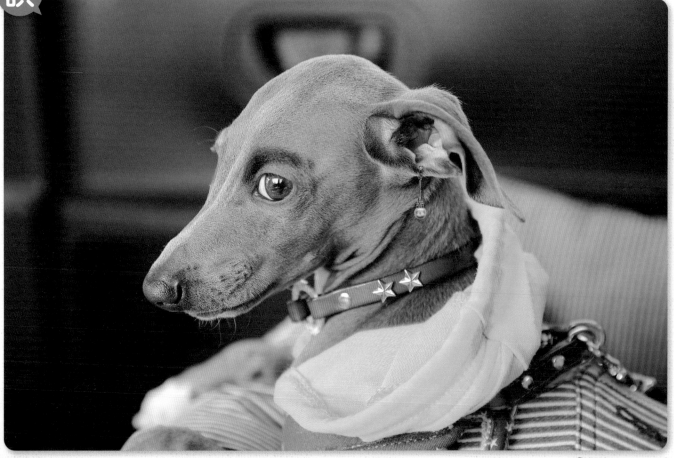

●解答は66ページ

18 確認犬

あれ？ パパが
乗っていないや

見つけた数　　　　個

全部見つける
までの時間　　分　秒

● 解答は66ページ

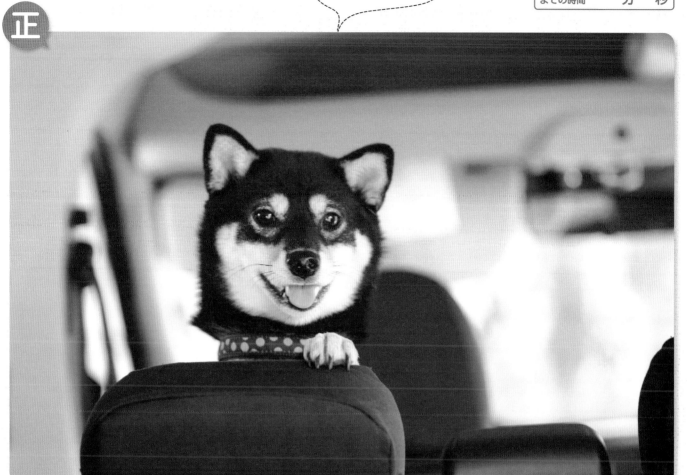

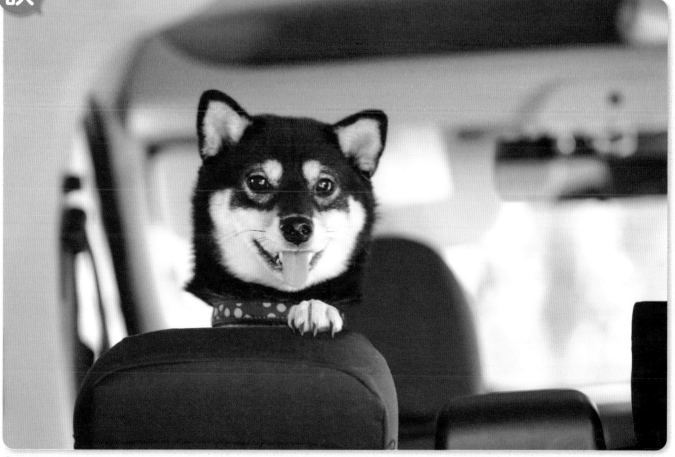

⑲ とまどい犬

えっと、いつものトイレ、この木でしたっけ？

→ 解答は66ページ

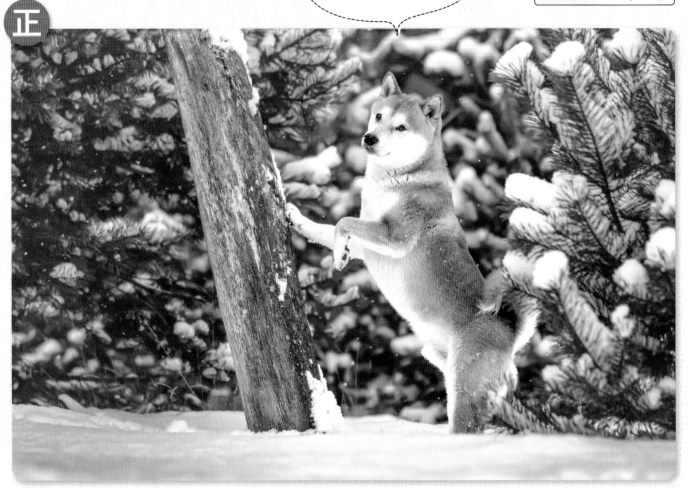

まちがいは5つ。1分で探してわん。

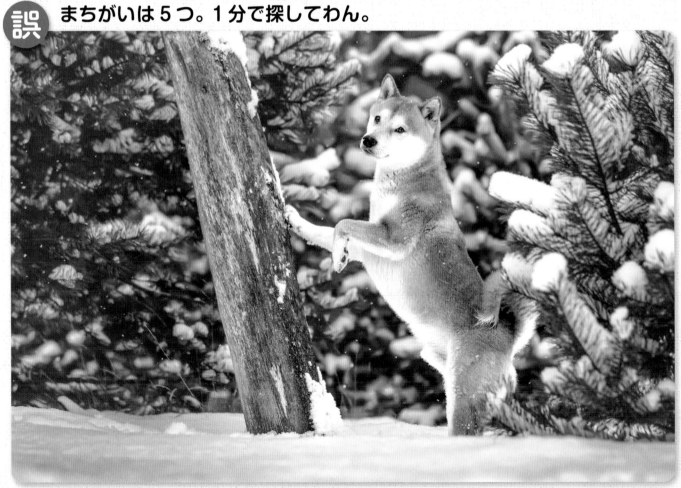

→ 解答は66ページ

㉟ 八百屋犬

へい、らっしゃい！
今日はニンジンが安いよっ

正

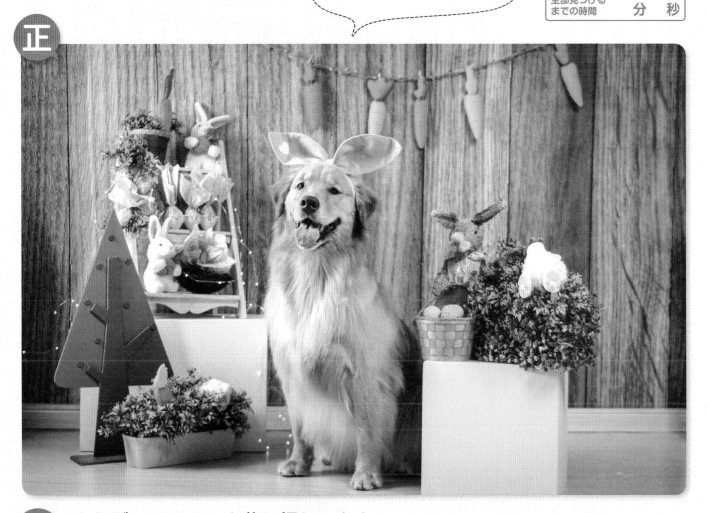

誤 まちがいは5つ。1分で探してわん。

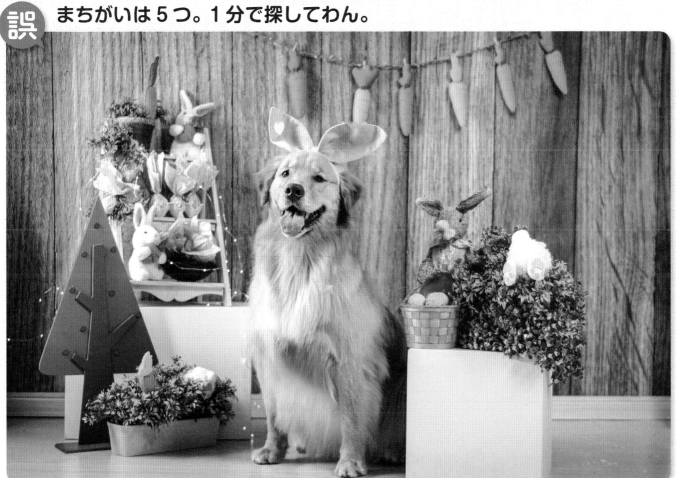

◯ 解答は66ページ

あれー、もしかして、彼氏できたん？

正

◯解答は66ページ

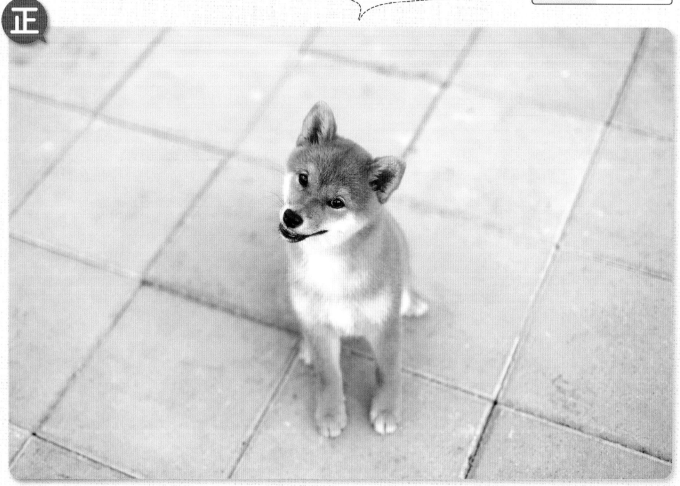

誤 **まちがいは5つ。1分で探してわん。**

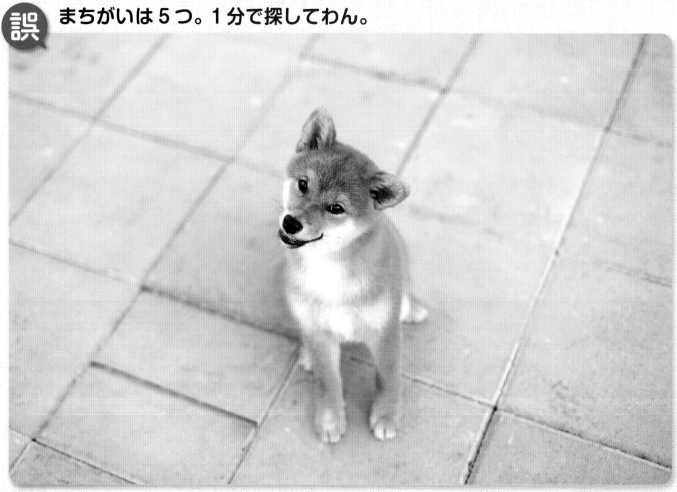

◯解答は66ページ

忍者犬

おぬし、ワシの変装を
見抜くとは見事じゃ。
いつからキノコでないと
気づいたのか？

正

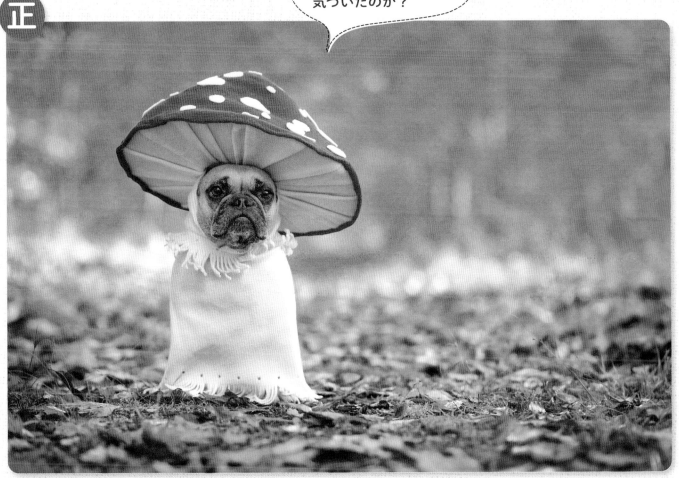

➡解答は67ページ

誤　**まちがいは５つ。１分で探してわん。**

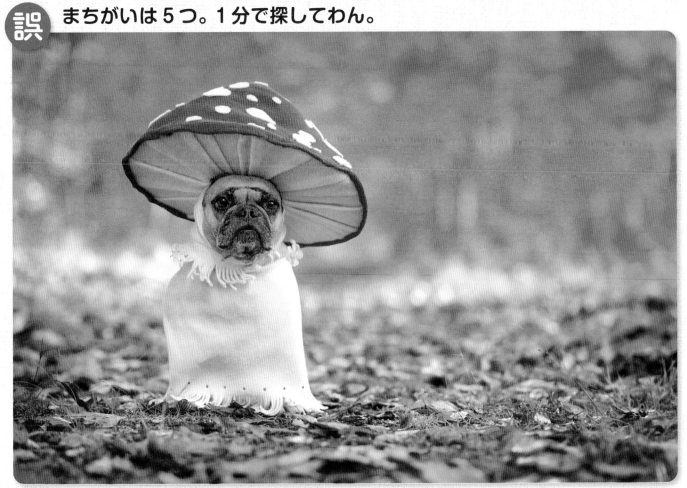

砂漠のまん中に
不時着して5時間……
街が見えた

1分で 見つけた数	個
全部見つける までの時間	分　秒

正

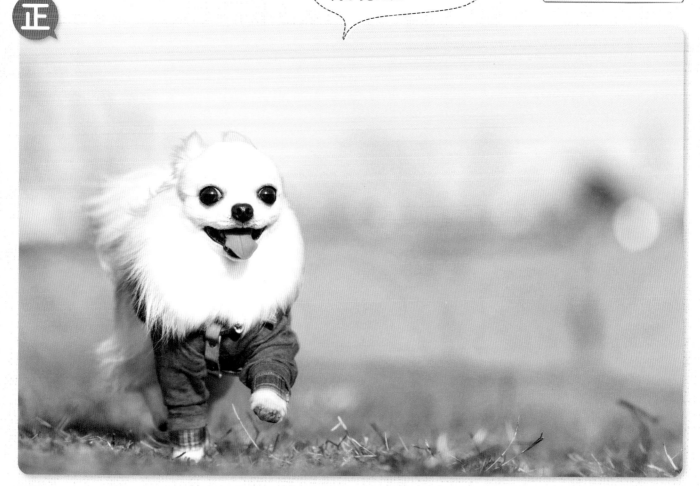

➡解答は67ページ

誤 まちがいは5つ。1分で探してわん。

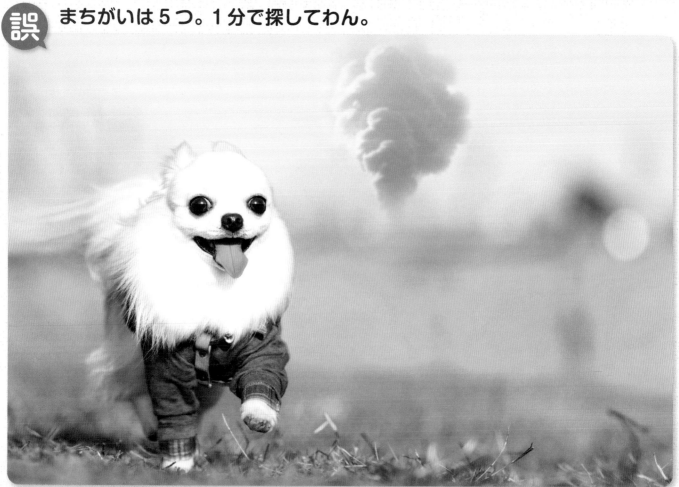

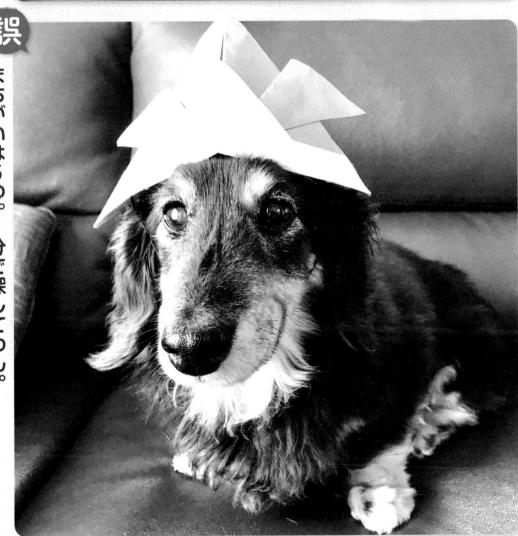

正

24 鬼退治犬

じゃ、行くぞ、桃太郎

誤

まちがいは5つ。1分で探してわん。

1分で見つけた数		個
全部見つけるまでの時間	分	秒

→解答は67ページ

ダンナ、こっから先は、
山賊が出やすぜ

正

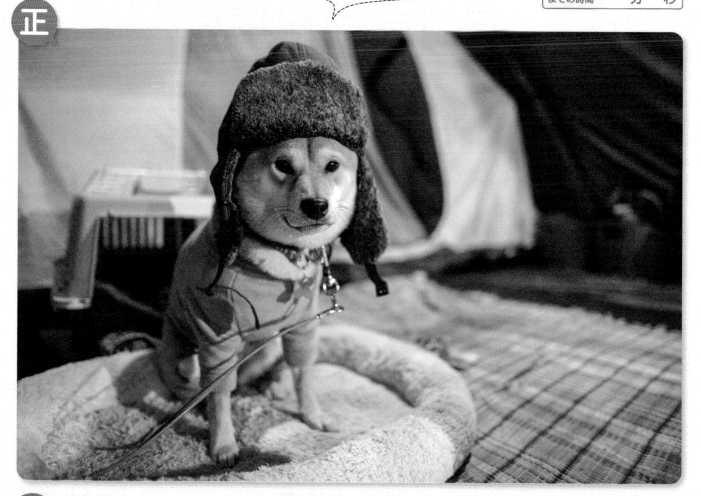

誤 まちがいは5つ。1分で探してわん。

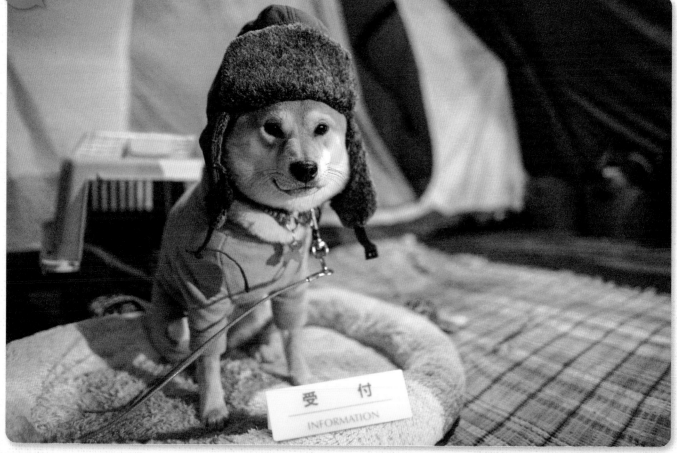

受 付
INFORMATION

解答は67ページ

26 動揺犬

これ、もしかして、すっぱいヤツ？

正

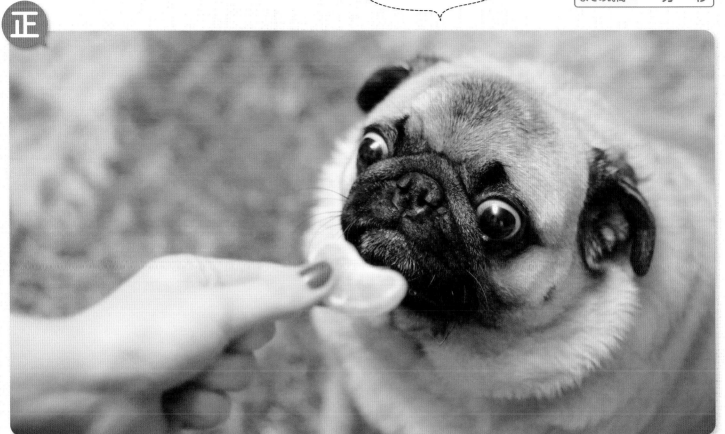

誤 まちがいは5つ。1分で探してわん。

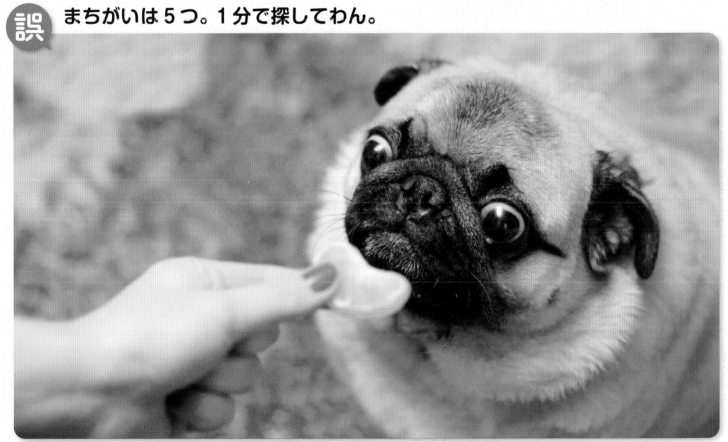

➡解答は67ページ

27 歯医者犬

正

はい、あーんして。
ぜ〜んぶ犬歯でちゅね！

| 1分で見つけた数 | 個 |
| 全部見つけるまでの時間 | 分　秒 |

➡ 解答は67ページ

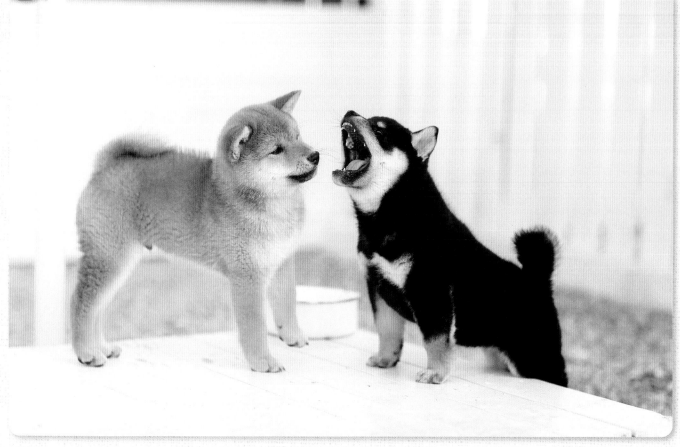

誤 まちがいは5つ。1分で探してわん。

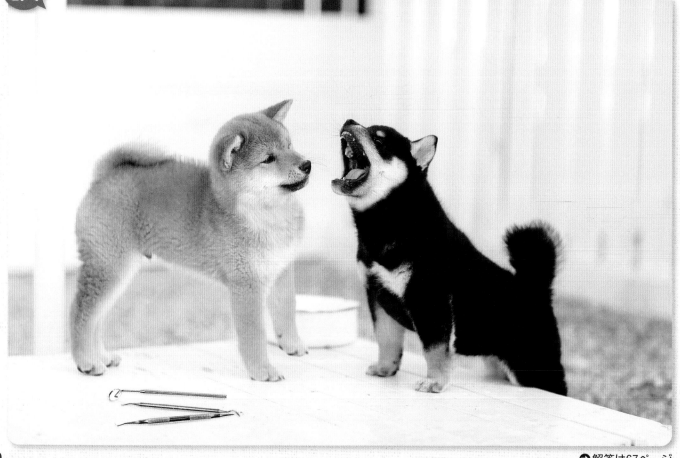

➡ 解答は67ページ

28 宴会犬

二人羽織って
こうだっけ？

正

→解答は67ページ

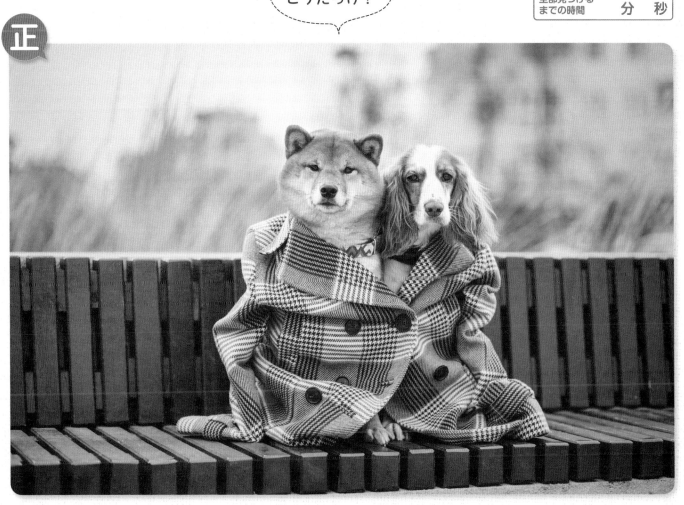

誤 **まちがいは5つ。1分で探してわん。**

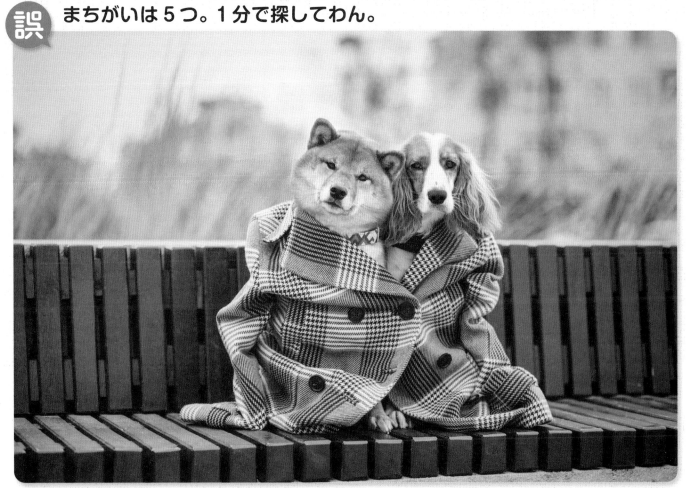

おーい、お湯が
入ってないよーっ

1分で見つけた数	個
全部見つけるまでの時間	分 秒

正

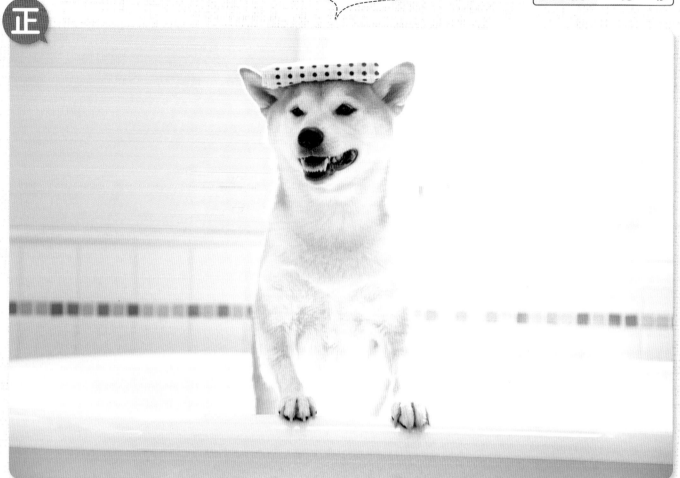

➡解答は67ページ

誤 **まちがいは5つ。1分で探してわん。**

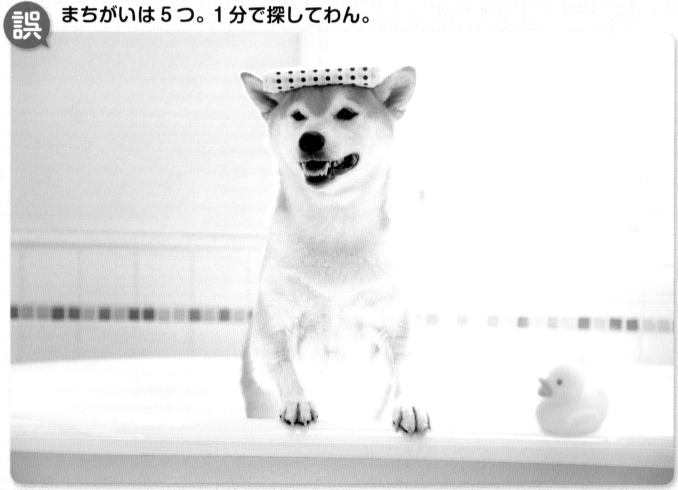

➡解答は67ページ

悪役登場！いや、ここ
笑うシーンじゃないから

1分で 見つけた数	個
全部見つける までの時間	分　秒

正

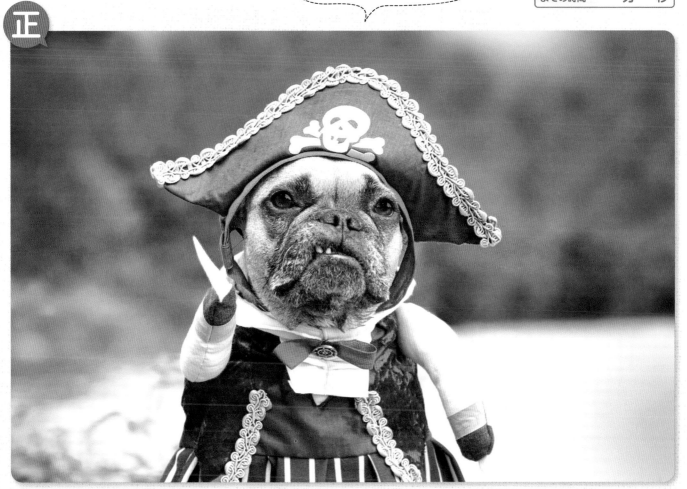

誤 **まちがいは5つ。1分で探してわん。**

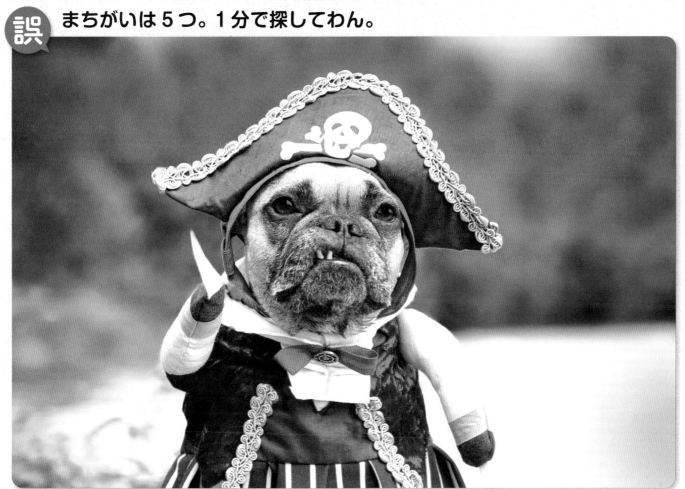

流されて3日、
枯れ木がごちそうに
見えてきた

| 1分で 見つけた数 | 個 |
| 全部見つける までの時間 | 分 秒 |

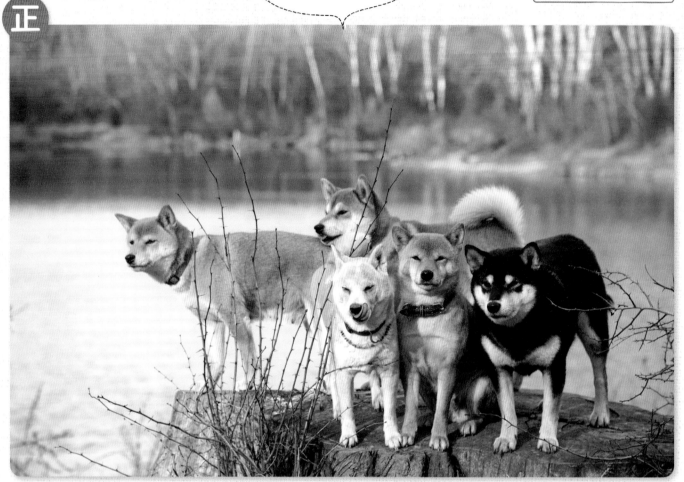

誤 まちがいは5つ。1分で探してわん。

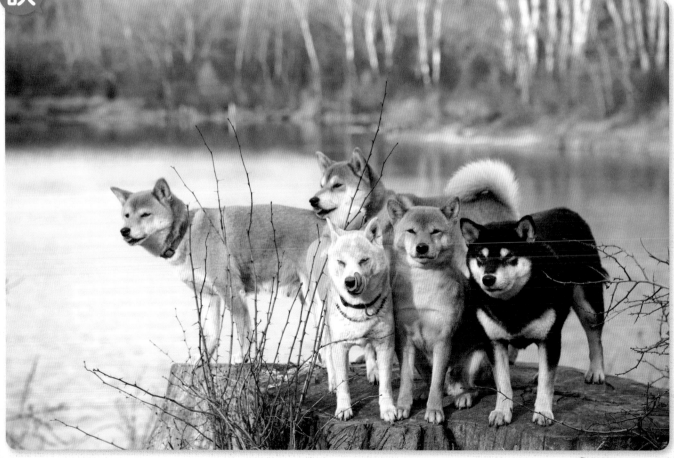

➡解答は68ページ

今日のポイントはね、おしゃれなスカーフの巻き方よ

| 1分で見つけた数 | 個 |
| 全部見つけるまでの時間 | 分 秒 |

正

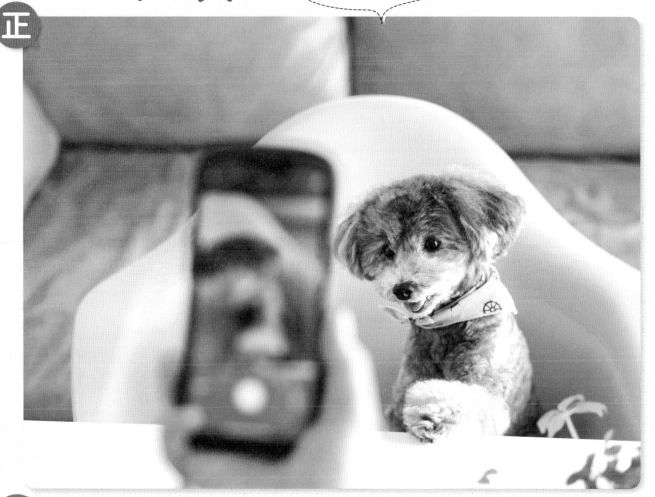

誤

まちがいは5つ。1分で探してわん。

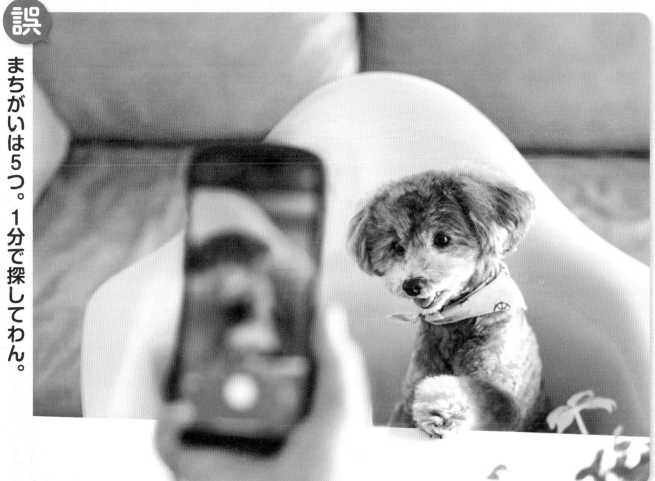

解答は68ページ

よこしなさい。
これは、ママが破った
ことにしておくわ

1分で見つけた数	個
全部見つけるまでの時間	分 秒

正

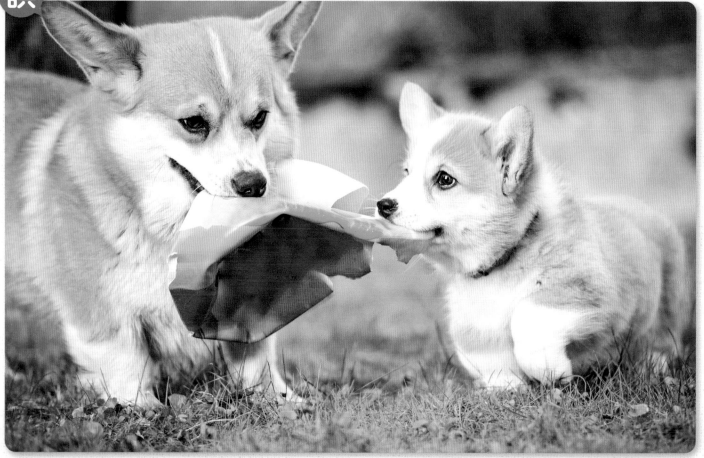

誤 まちがいは5つ。1分で探してわん。

➡解答は68ページ

宅配便だよ！サインは
前足のハンコでいいよね

1分で見つけた数	個
全部見つけるまでの時間	分　秒

正

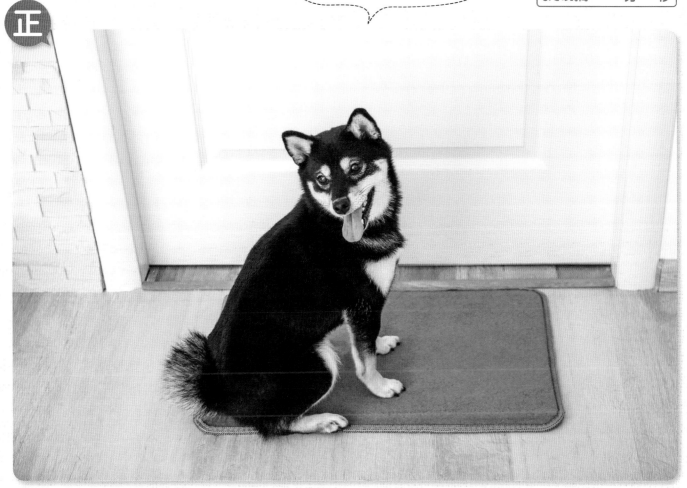

誤　まちがいは5つ。1分で探してわん。

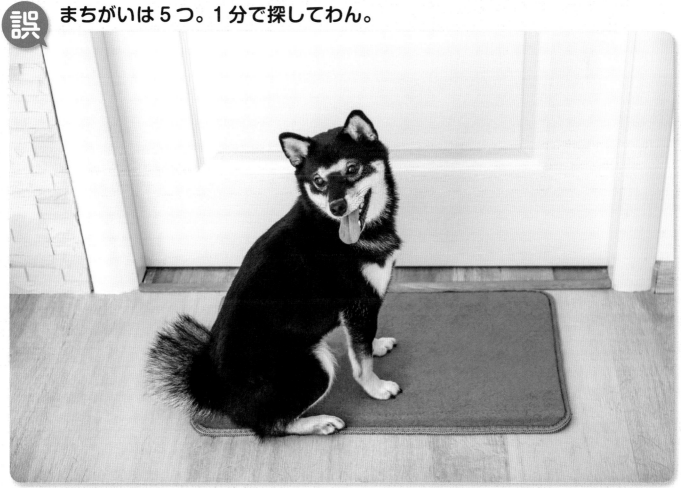

➡解答は68ページ

なんだ、
そのへっぴり腰は！
もう1本いくぞっ

1分で
見つけた数　　　　個
全部見つける
までの時間　　分　秒

正

➡ 解答は68ページ

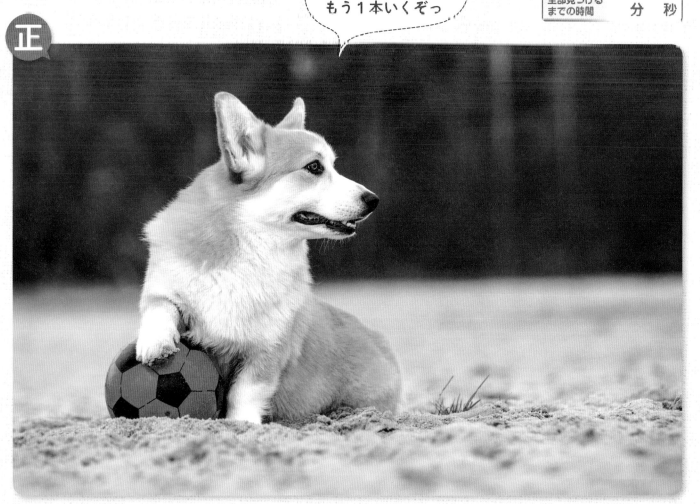

誤 まちがいは5つ。1分で探してわん。

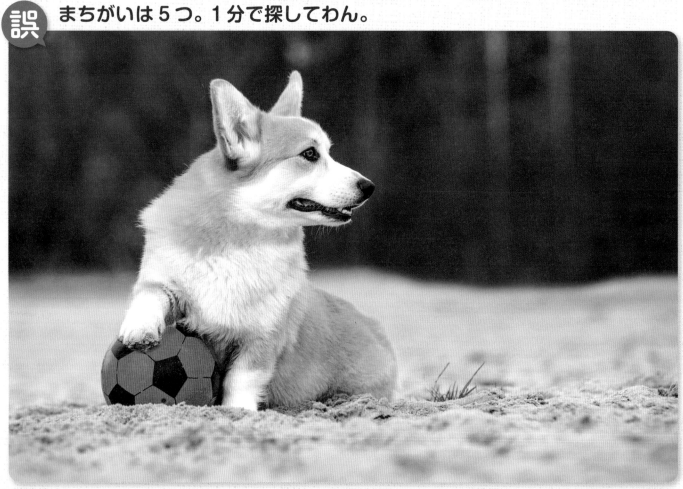

➡ 解答は68ページ

36 おごり犬

あちらの
お客様からです

パチリ

正

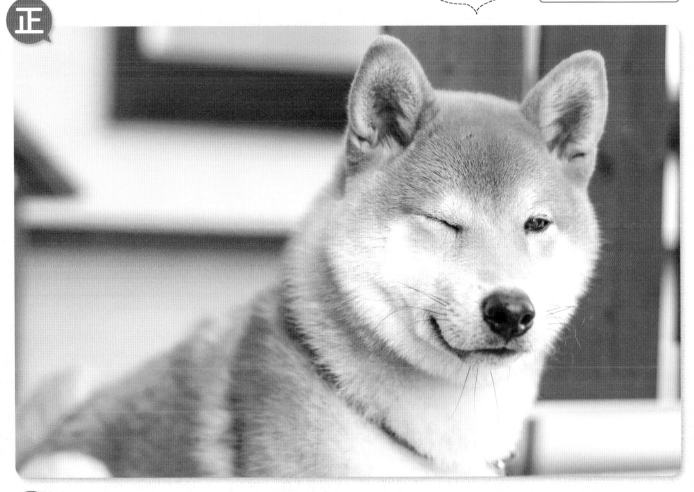

誤 まちがいは5つ。1分で探してわん。

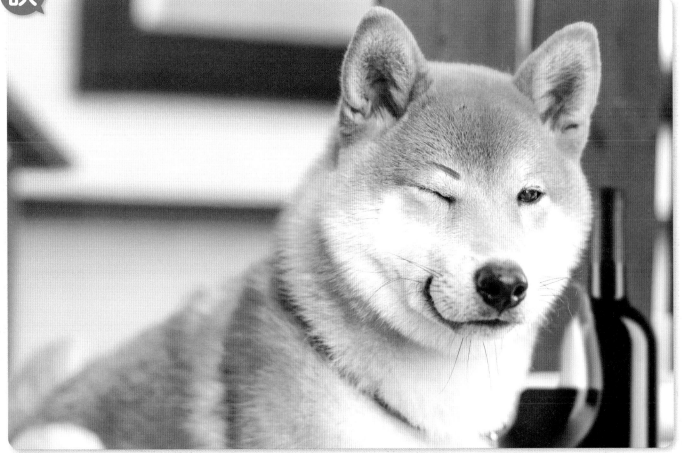

今、ハチ公が
歩いてなかった？

え、どこどこ？

正

→解答は68ページ

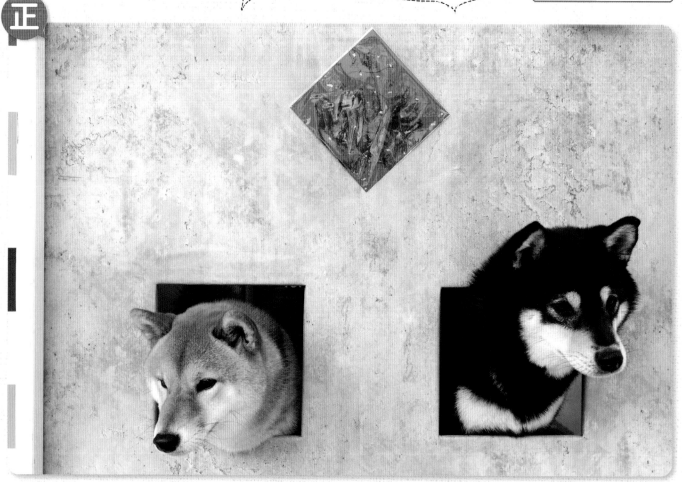

誤 まちがいは5つ。1分で探してわん。

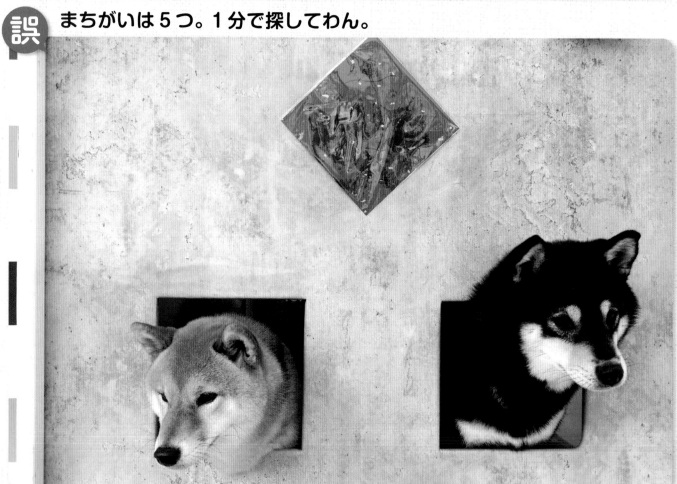

→解答は68ページ

ここに置いてた
お菓子がない
でちゅ！（怒）

知らんがな……

1分で見つけた数	個
全部見つけるまでの時間	分　秒

正

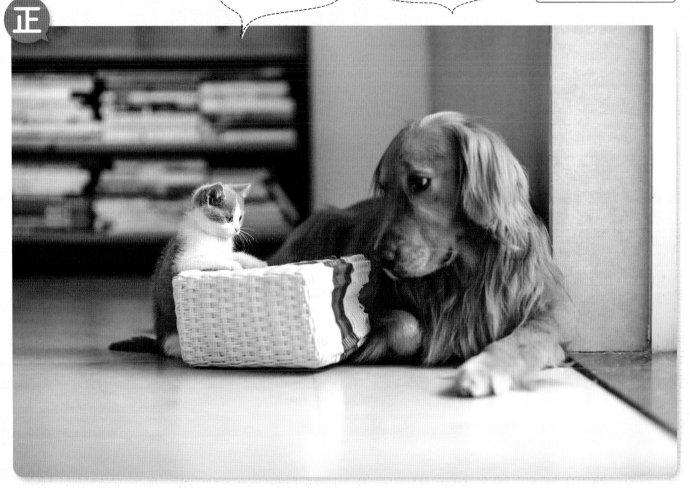

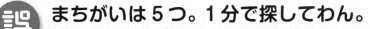 まちがいは5つ。1分で探してわん。

誤

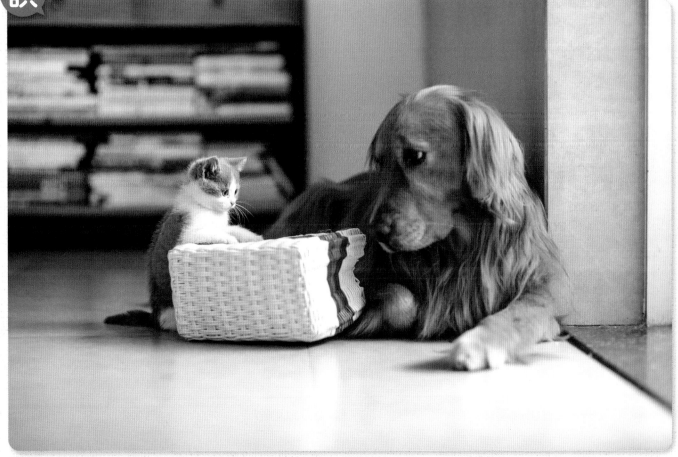

待ってろよ、
いい子たち

| 1分で見つけた数 | 個 |
| 全部見つけるまでの時間 | 分 秒 |

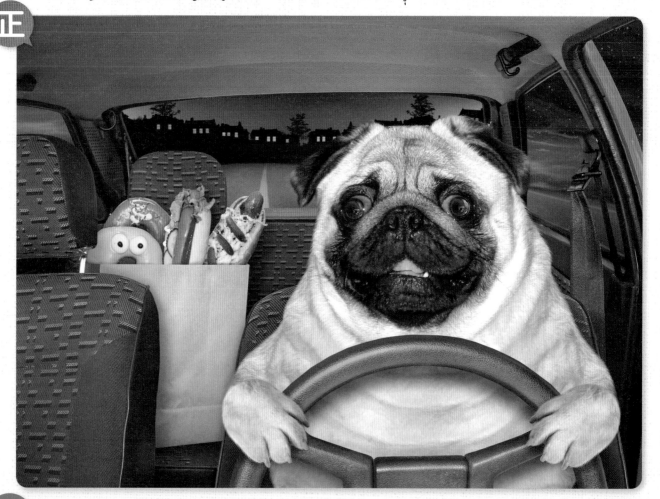

正

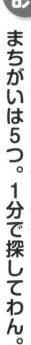

誤

まちがいは5つ。1分で探してわん。

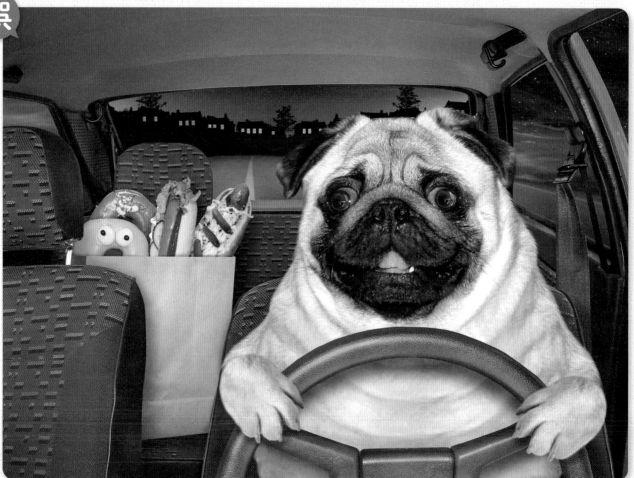

➡ 解答は69ページ

先生、急患です！

正

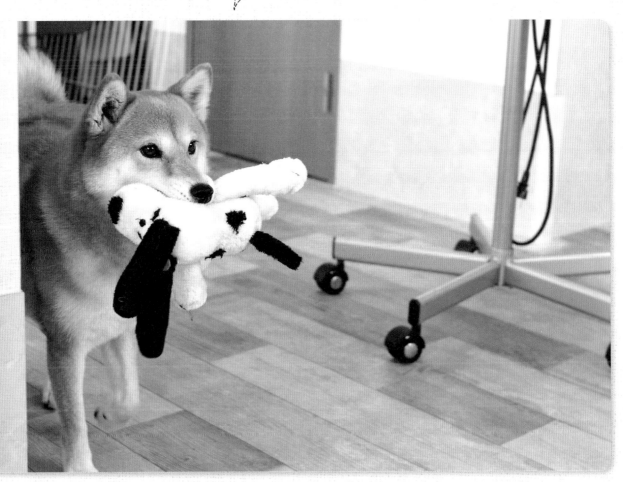

誤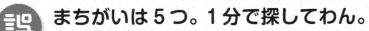

まちがいは5つ。1分で探してわん。

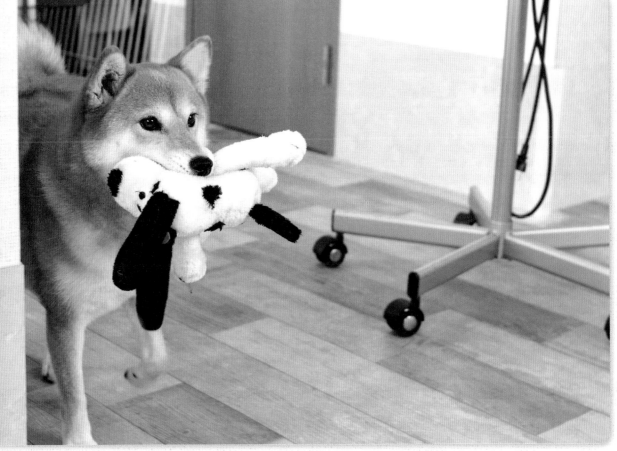

お掃除ロボットがボクの後を
ついてくるのはなんで？

| 1分で見つけた数 | 個 |
| 全部見つけるまでの時間 | 分　秒 |

正

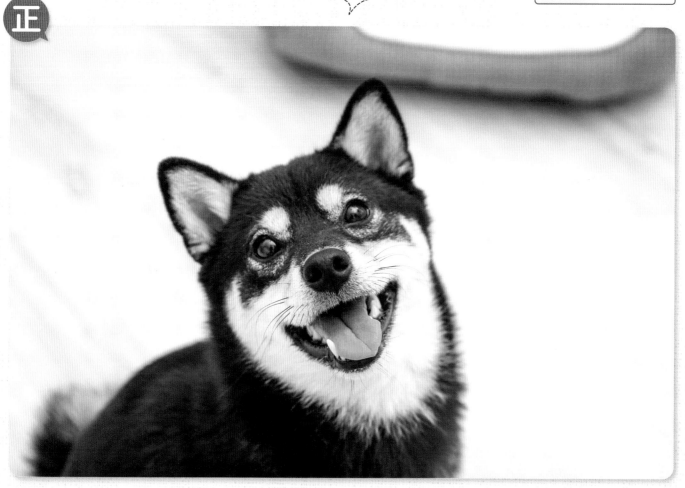

→解答は69ページ

誤 まちがいは5つ。1分で探してわん。

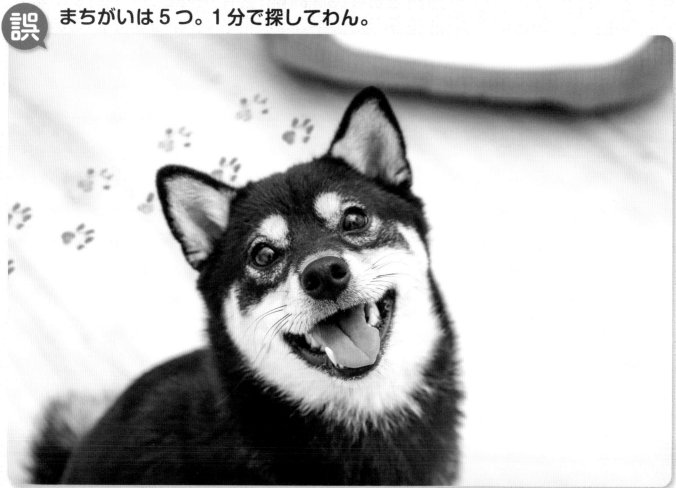

→解答は69ページ

ライオンだぞ、
ワン……
あ、違ったガオー

| 1分で見つけた数 | 個 |
| 全部見つけるまでの時間 | 分　秒 |

正

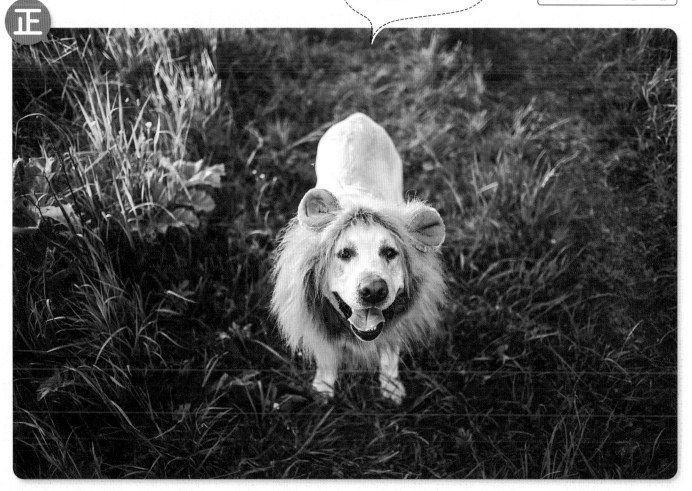

➡解答は69ページ

誤 まちがいは5つ。1分で探してわん。

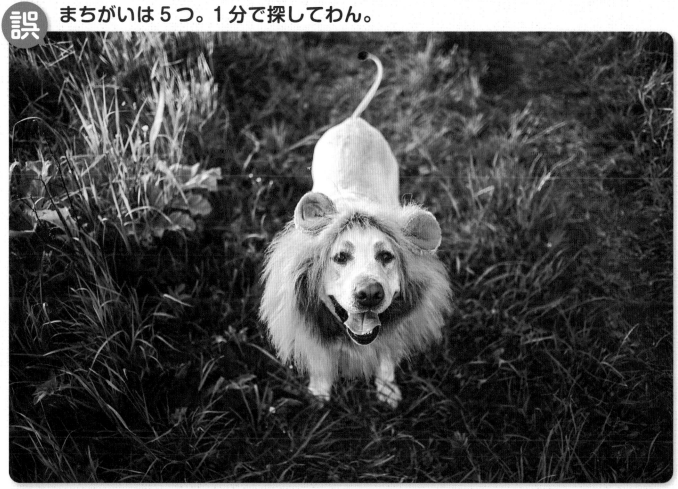

正

無人島ごっこしてたら、本当に帰りの船が出てしまった

1分で見つけた数	個
全部見つけるまでの時間	分　秒

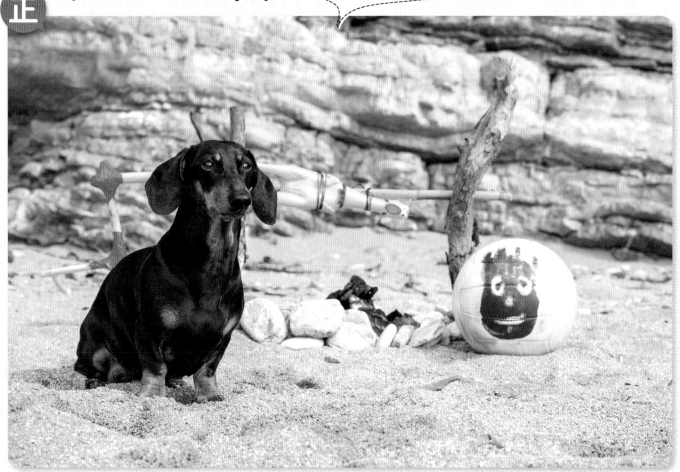

誤 **まちがいは5つ。1分で探してわん。**

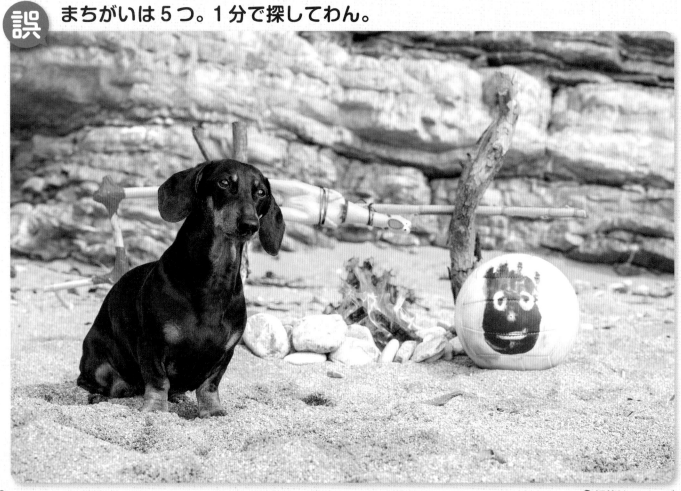

●解答は69ページ

あたちがエリザベスです。
みなさん頭が高いでしゅ

| 1分で見つけた数 | 個 |
| 全部見つけるまでの時間 | 分　秒 |

正

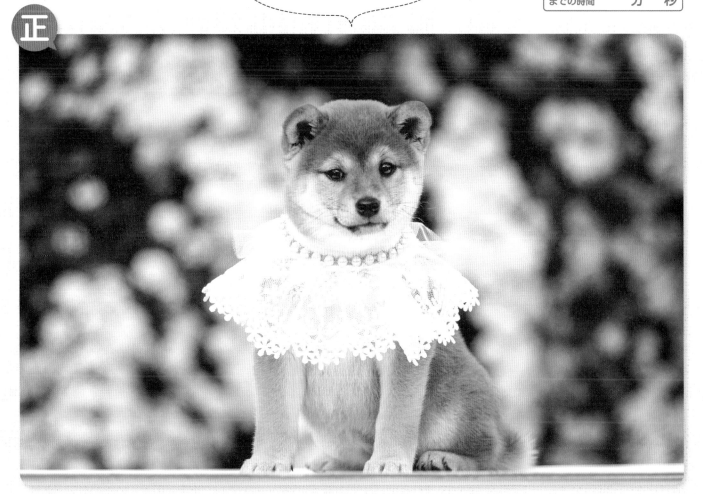

誤 **まちがいは5つ。1分で探してわん。**

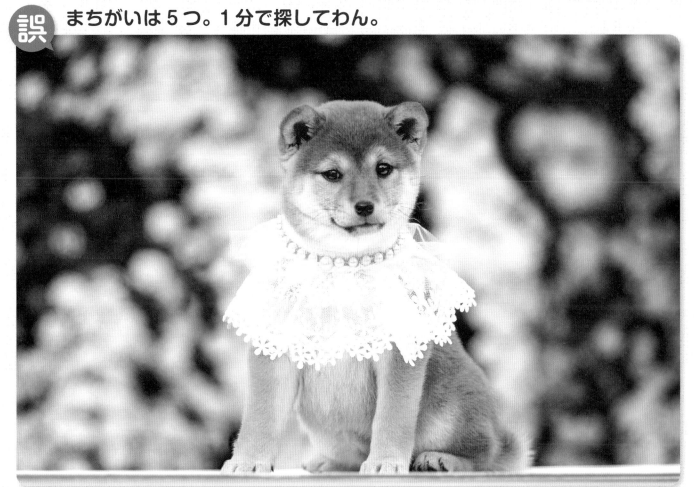

➡解答は69ページ

さぁて、そろそろ
漁に行くっぺか

正

→解答は69ページ

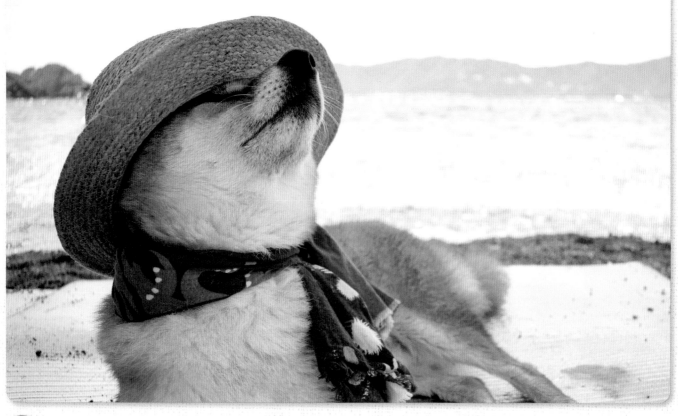

誤　まちがいは5つ。1分で探してわん。

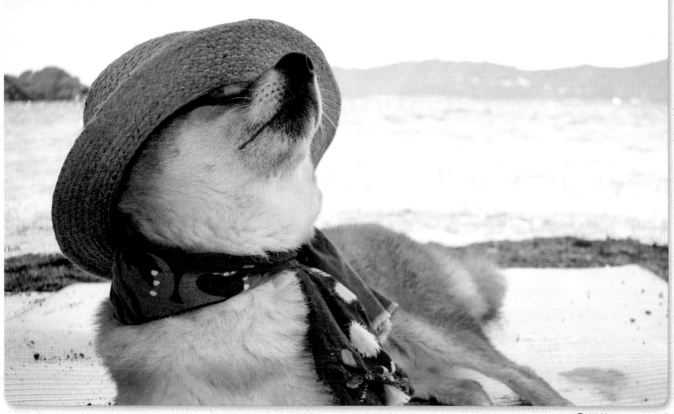

1分で 見つけた数	個
全部見つける までの時間	分　秒

→解答は69ページ

| 1分で 見つけた数 | 個 |
| 全部見つける までの時間 | 分 秒 |

正

夫婦ゲンカは
いぬも食わないんで、
外から見てます

なーる

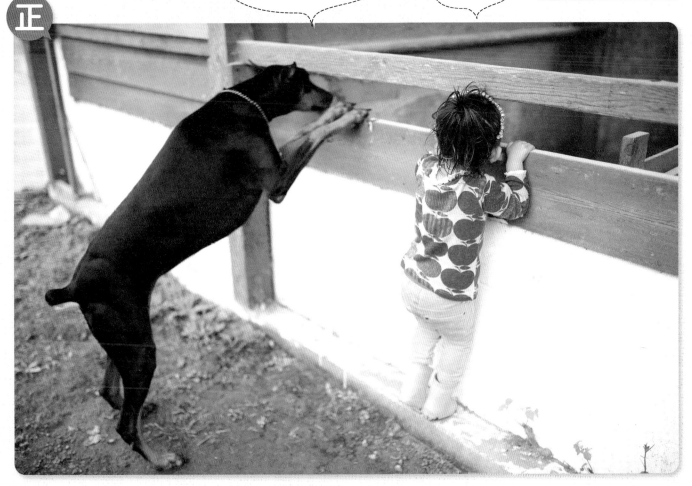

誤 **まちがいは５つ。１分で探してわん。**

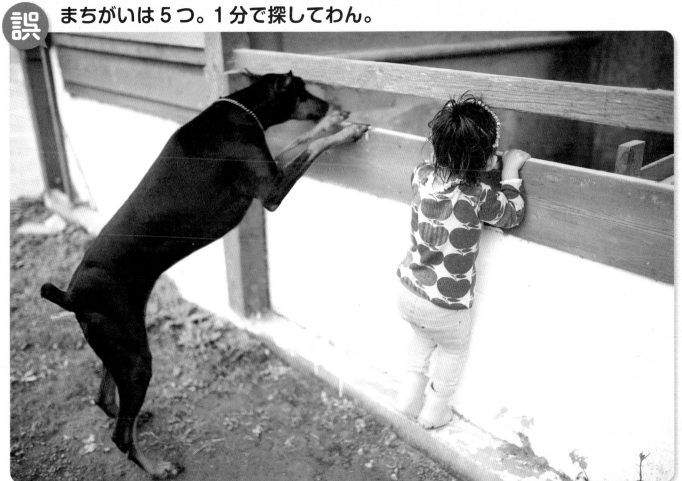

➡ 解答は70ページ

47 一発ギャグ犬

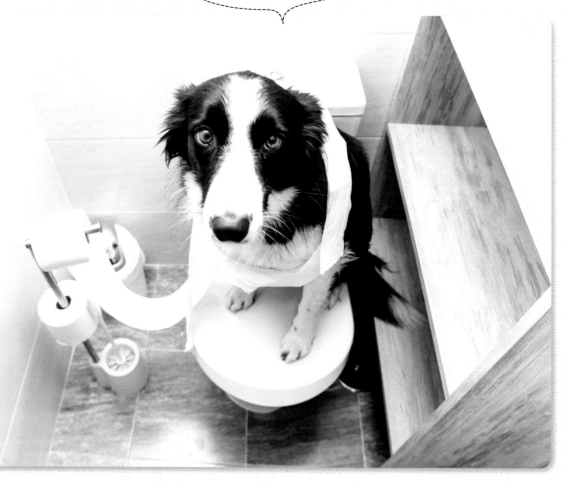

ども、今日から
トイレットペーパー大使に
任命されました

→解答は70ページ

| 1分で見つけた数 | 個 |
| 全部見つけるまでの時間 | 分　秒 |

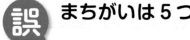 まちがいは5つ。1分で探してわん。

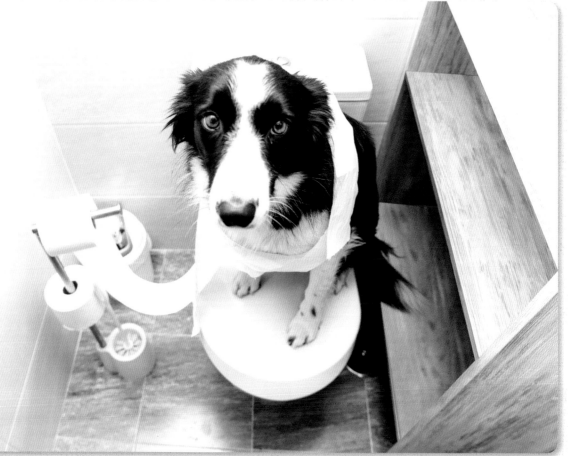

| 1分で見つけた数 | 個 |
| 全部見つけるまでの時間 | 分　秒 |

→解答は70ページ

48 甘がみ犬

正

悪いコは
お鼻かみまちゅ

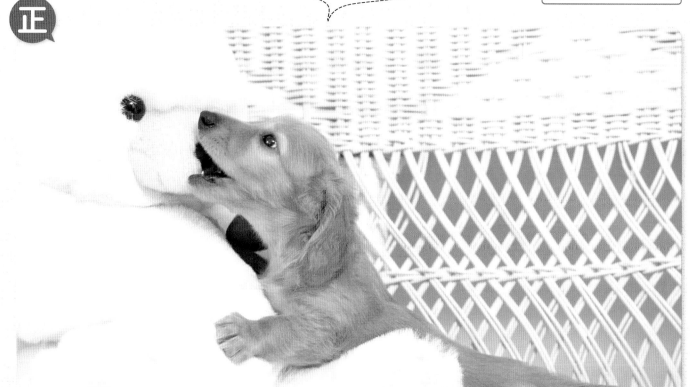

→解答は70ページ

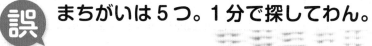

誤 まちがいは5つ。1分で探してわん。

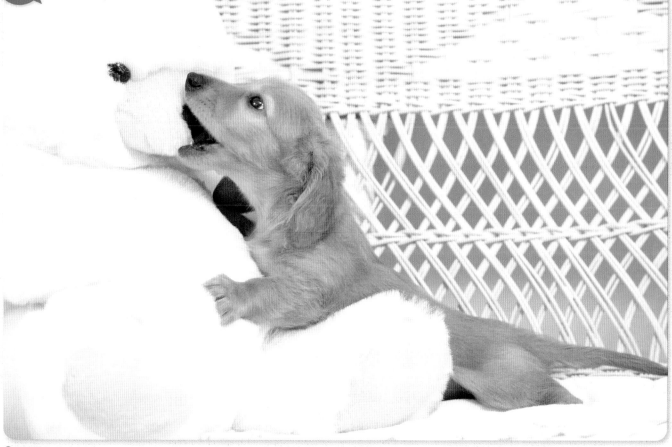

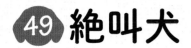
49 絶叫犬

正

このシャワーキャップって、
何なんですかーっ！

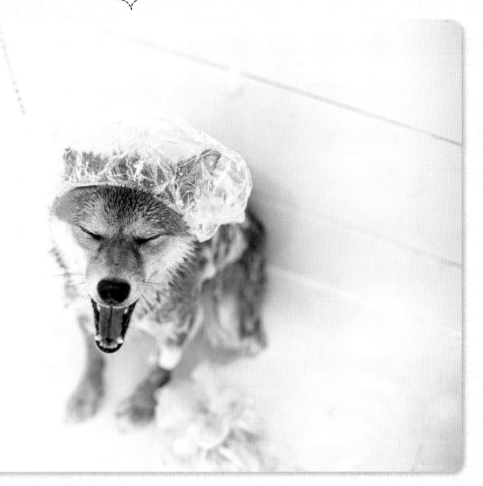

1分で 見つけた数	個
全部見つける までの時間	分　秒

➡解答は70ページ

誤　まちがいは5つ。1分で探してわん。

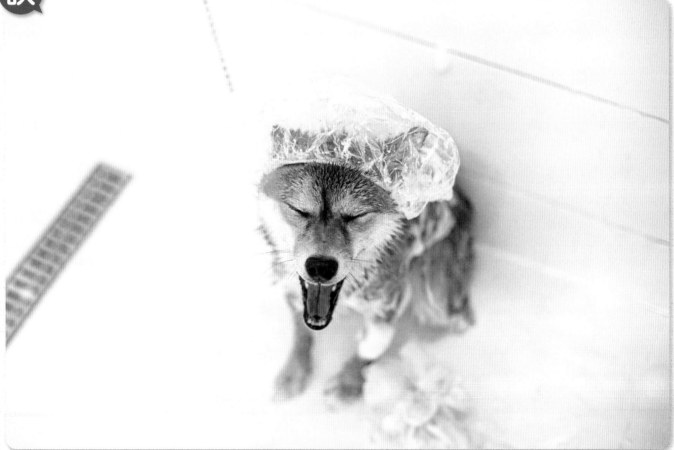

➡解答は70ページ

サッカー犬

正

前足使うとハンドって、
ウソだろ？

| 1分で
見つけた数 | 個 |
| 全部見つける
までの時間 | 分　秒 |

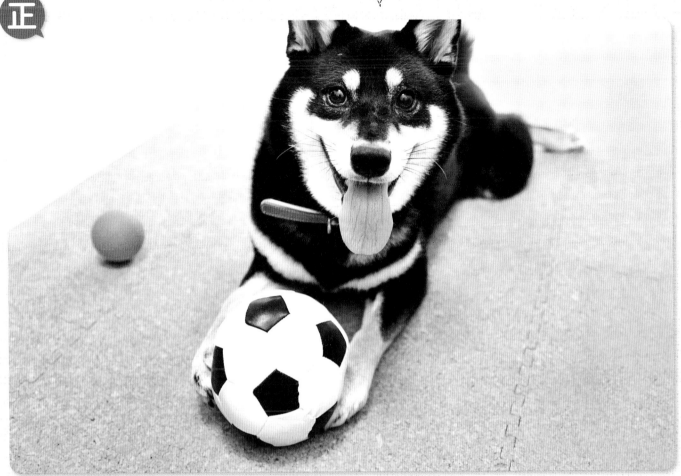

誤　まちがいは5つ。1分で探してわん。

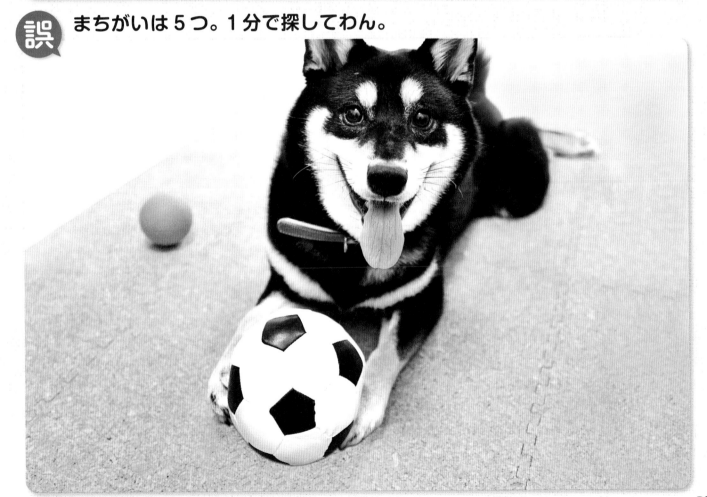

➡ 解答は70ページ

ボールって
かめばかむほど、
味が出てくるんだよ

| 1分で 見つけた数 | 個 |
| 全部見つける までの時間 | 分 秒 |

正

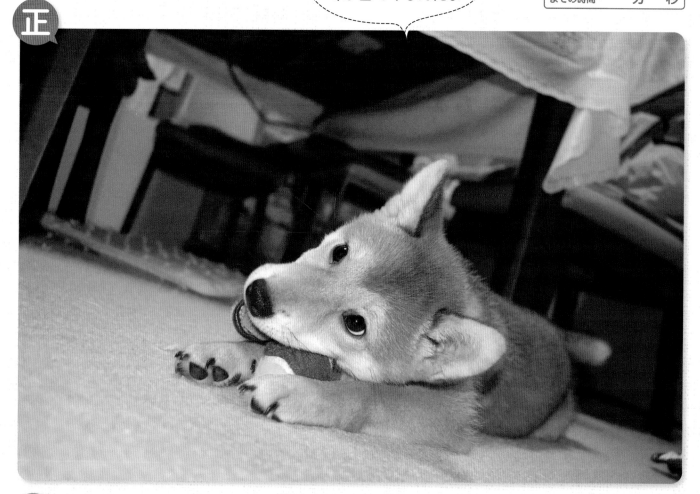

➡解答は70ページ

誤 まちがいは５つ。１分で探してわん。

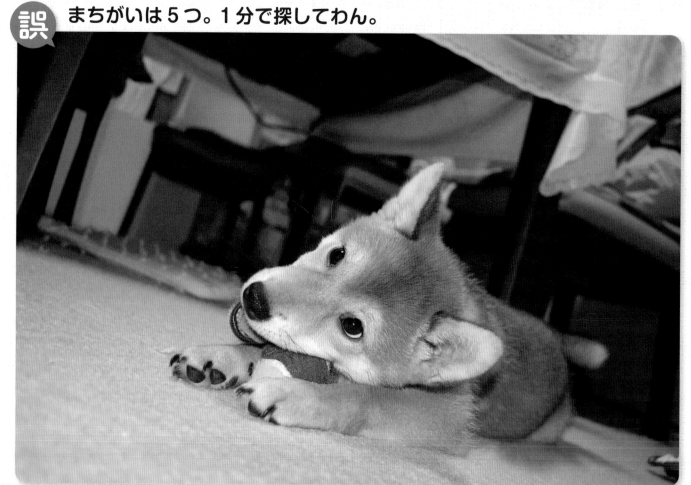

52 見てわかる犬

これなーんだ？
ホットドッグだよん

1分で 見つけた数	個
全部見つける までの時間	分　秒

正

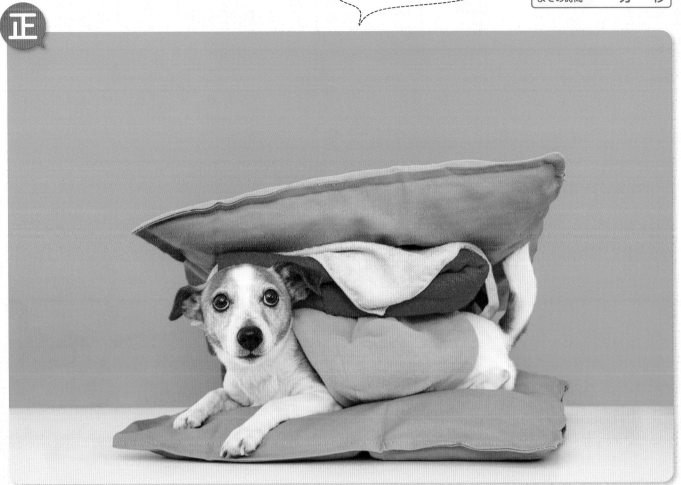

誤 **まちがいは5つ。1分で探してわん。**

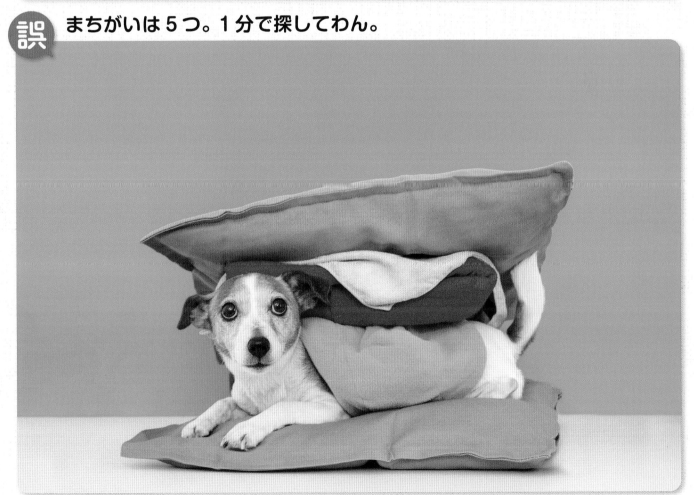

●解答は70ページ

正

次は絶対に
取るで

お手つきは
反則やど

1分で 見つけた数	個
全部見つける までの時間	分　秒

➡解答は70ページ

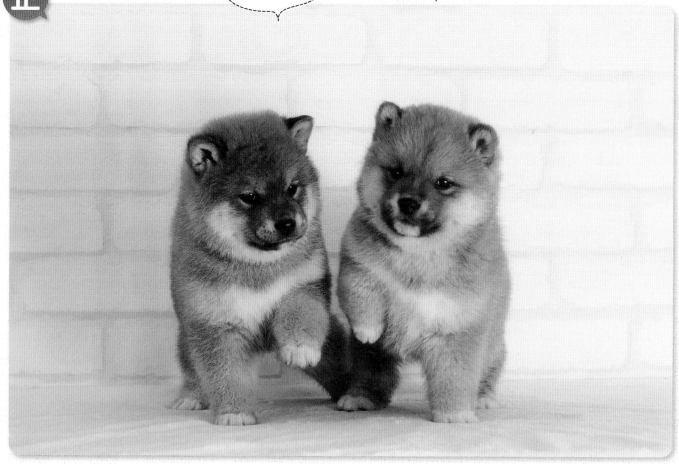

誤 まちがいは5つ。1分で探してわん。

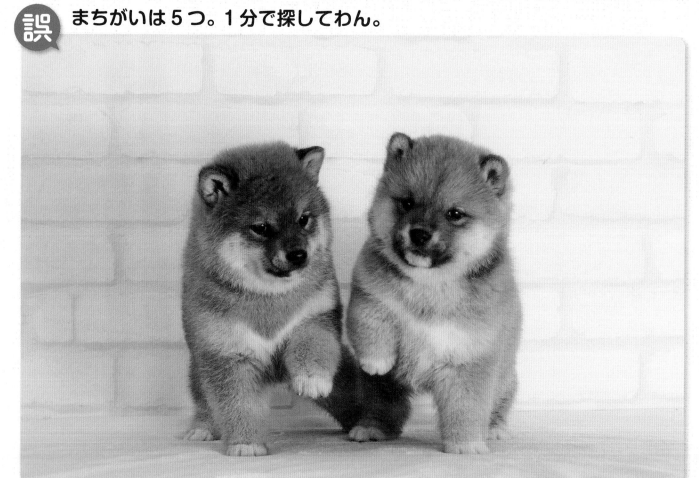

1分で 見つけた数	個
全部見つける までの時間	分　秒

➡解答は70ページ

正解は……

正

まだいっちゃダメ！
もう少し考えるにゃ

◯解答は71ページ

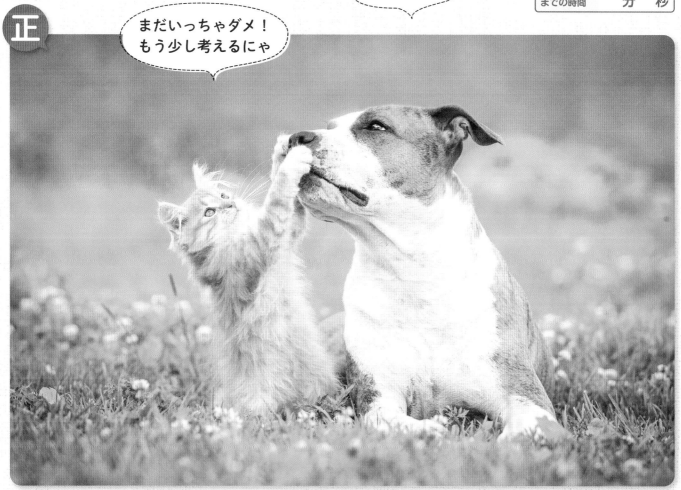

誤　まちがいは5つ。1分で探してわん。

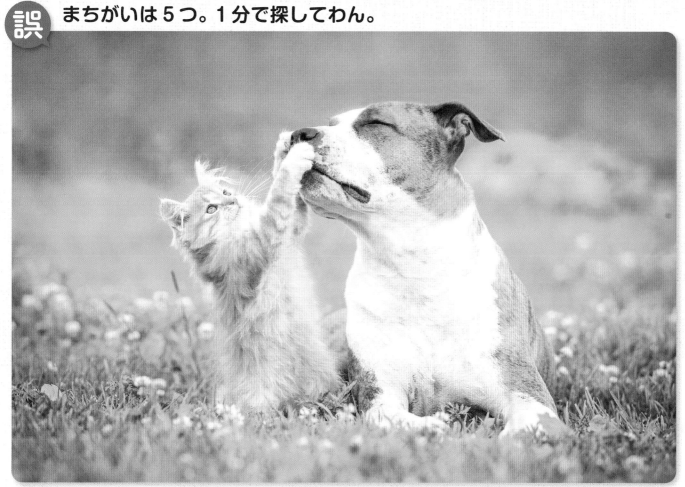

57

ほら、これ。寝る前は歯を磨かなくちゃ

1分で見つけた数	個
全部見つけるまでの時間	分　秒

➲解答は71ページ

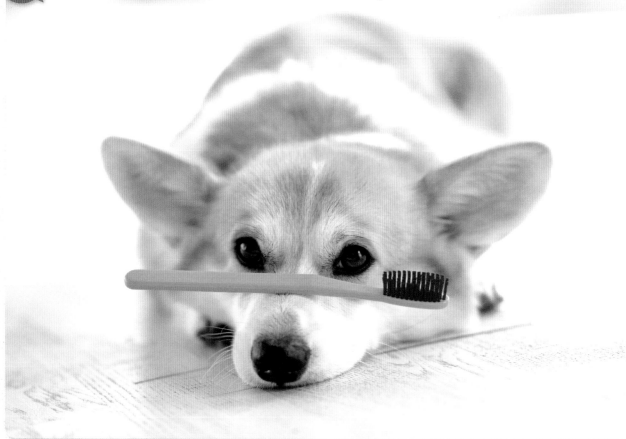

誤 まちがいは5つ。1分で探してわん。

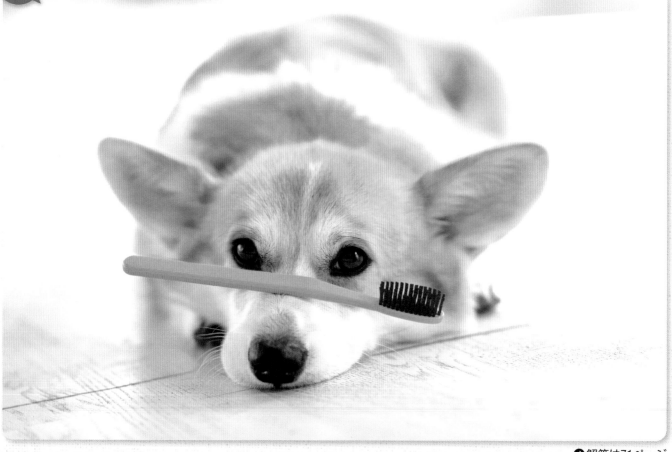

56 ムズムズ犬

遠吠えしようとしたら
クシャミが……

正

→解答は71ページ

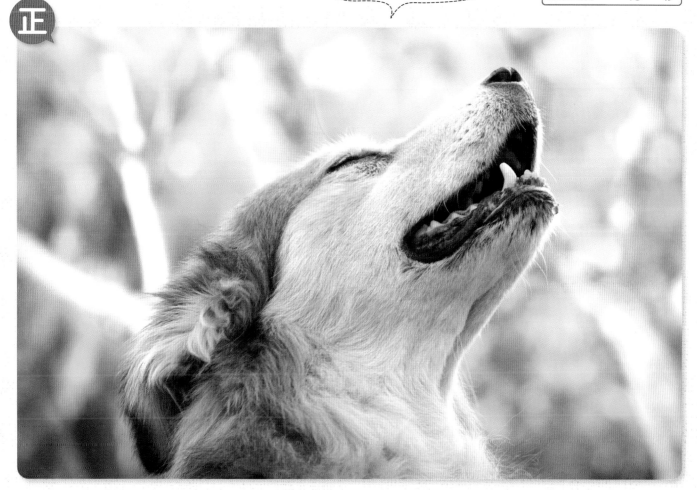

誤 まちがいは5つ。1分で探してわん。

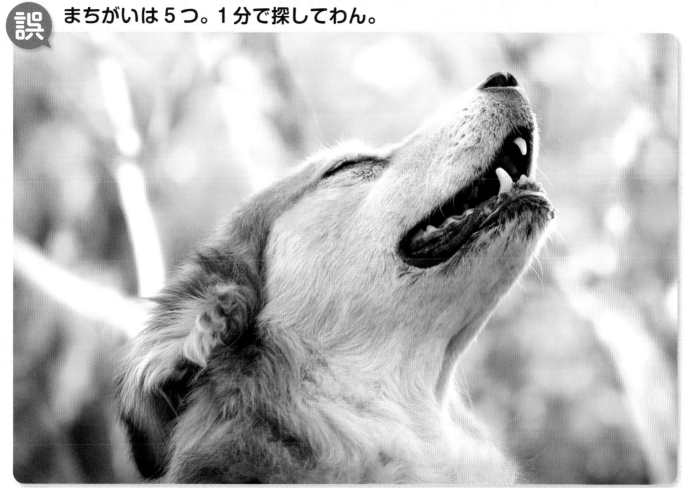

57 わかってる犬

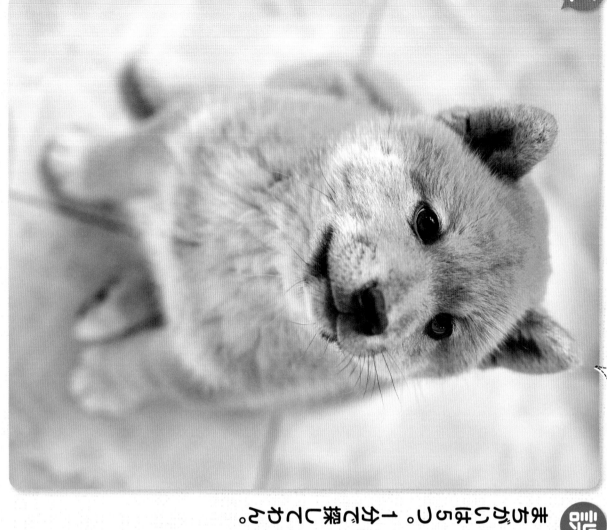

おすわりしました。
次は、お手でちゅね

解答は71ページ

問 まちがいは5つ。1分で探してね。

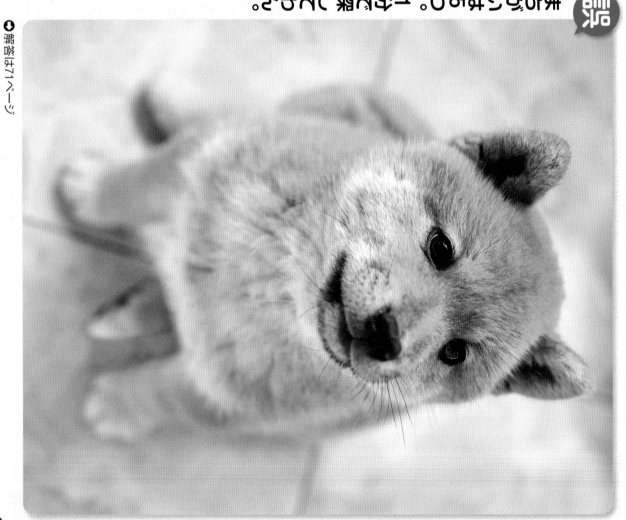

1分で 見つけた数	個	
全部見つける までの時間	分	秒

縄をほどいたから、
早く逃げて！

正

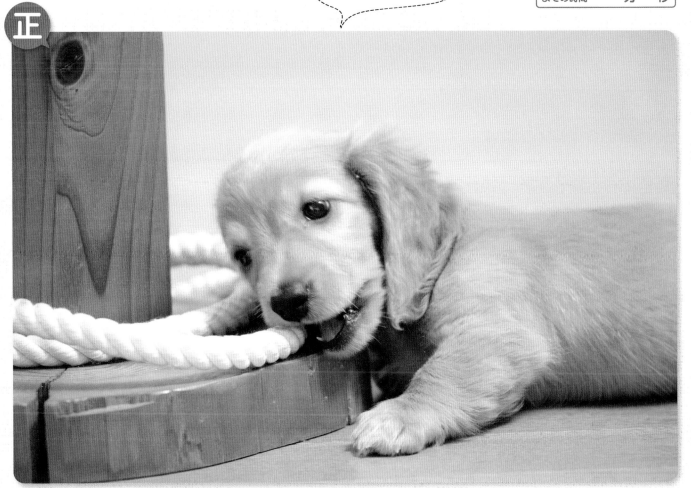

誤 まちがいは5つ。1分で探してわん。

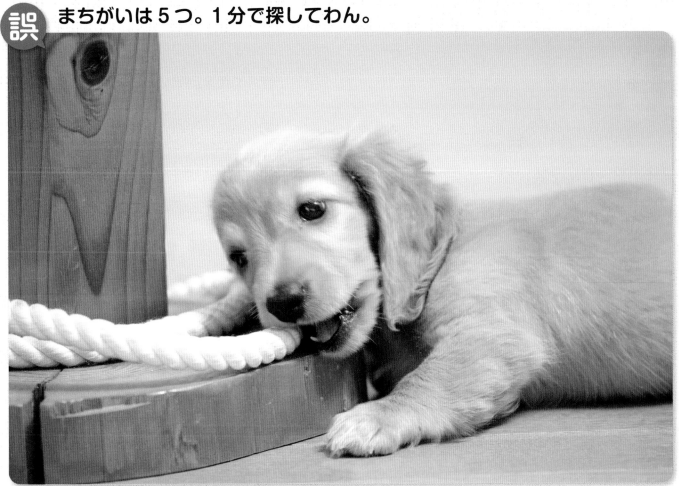

59 星に願いを犬

目が覚めたら
ご飯と骨が
ありますように……

正

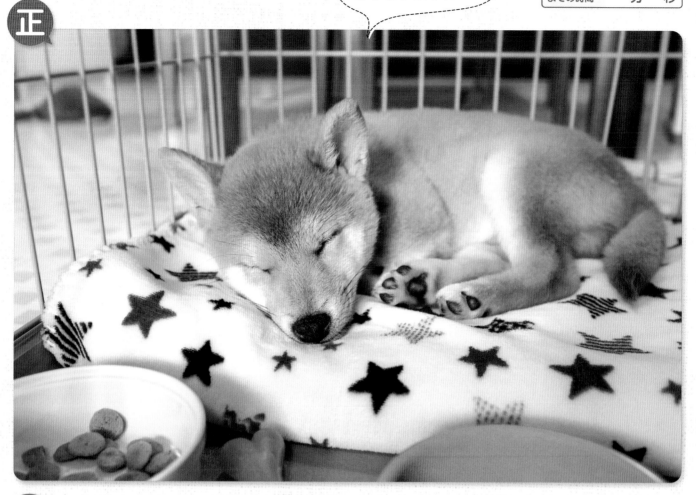

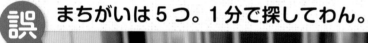

誤 まちがいは5つ。1分で探してわん。

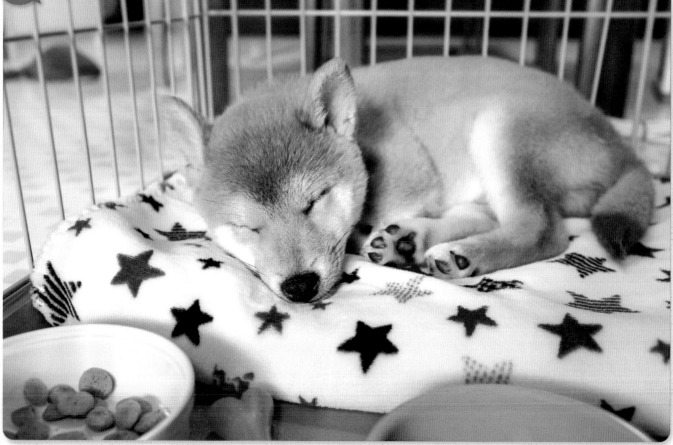

→ 解答は71ページ

⑥⓪ エンド犬

あなたも全問できたら、
なでてもらってね！

正

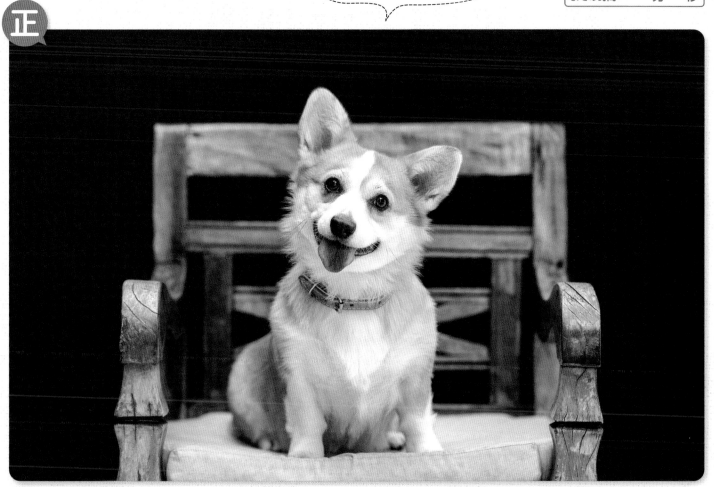

まちがいは5つ。1分で探してわん。

誤

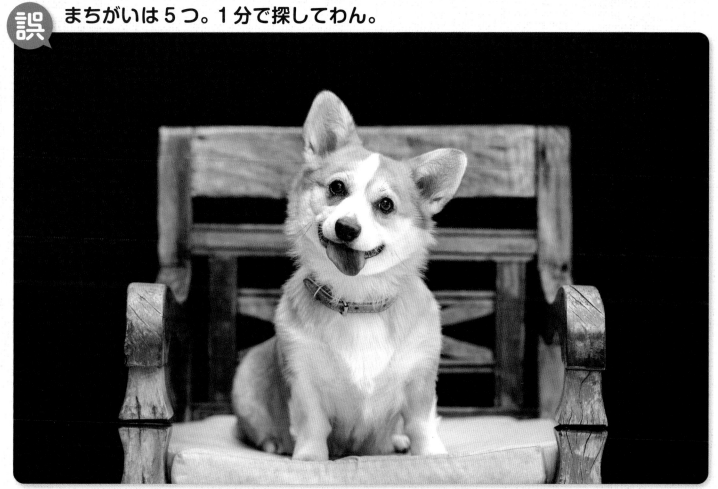

➡解答は71ページ

63

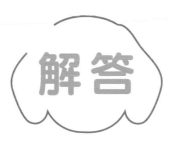

解答

※印刷による汚れ・カスレなどはまちがいに含まれません。

本書のまちがいさがしのやり方 **人事採用犬**（P4）

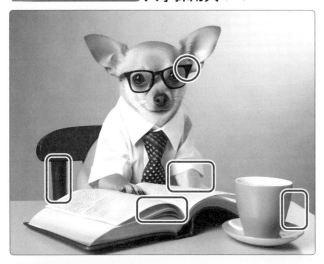

① **生徒犬**（P5）

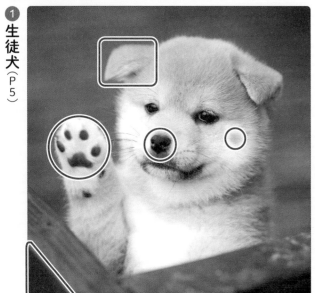

② **ウエーブ犬**（P6）

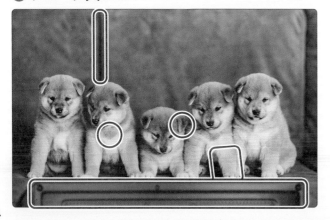

③ **御一行犬**（P7）

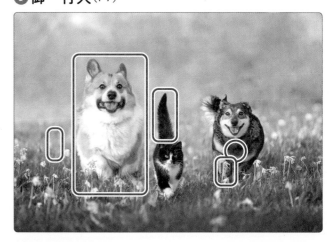

④ **冷やかし犬**（P8）

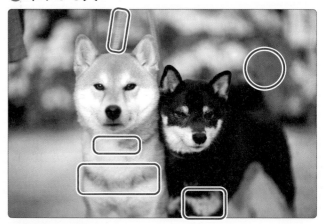

⑤ **ストップ犬**（P9）

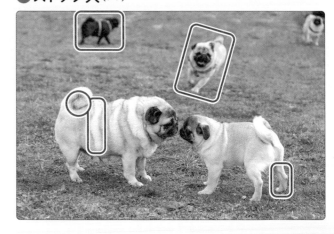

⑥ 里親探し犬（P10）

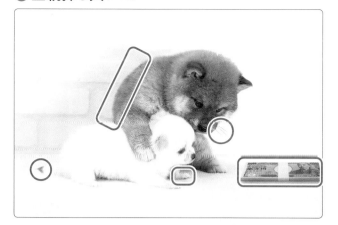

⑦ 王様犬（P11）

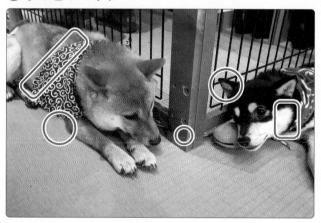

⑧ 示し合わせ犬（P12）

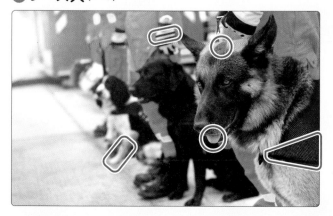

⑨ レース犬（P13）

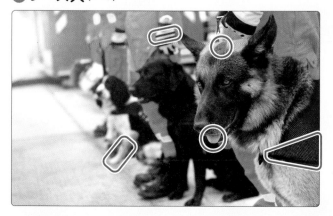

⑩ ストレッチ犬（P14）

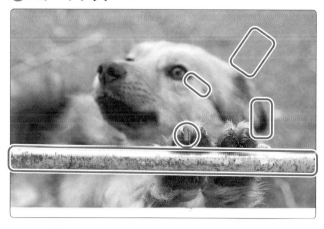

⑪ スパルタ犬（P15）

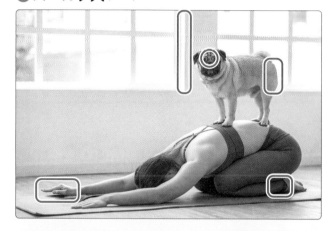

⑫ ラッセル犬（P16）

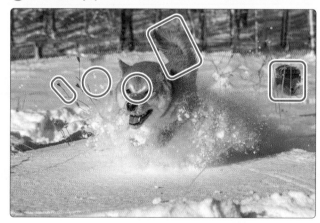

⑬ 御用聞き犬（P17）

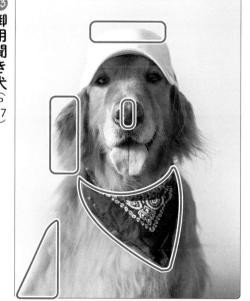

⑭ 学校帰り犬（P17）

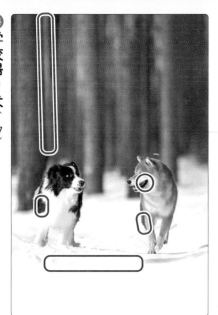

⑮ 勝負犬（P18）

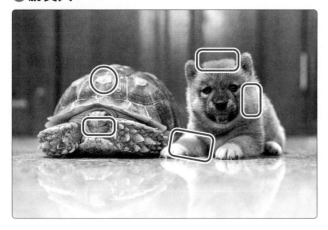

⑯ 盗み食い犬（P19）

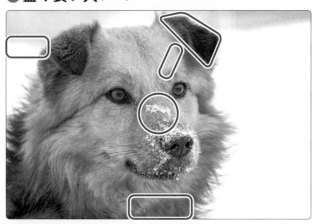

⑰ 名画犬（P20）

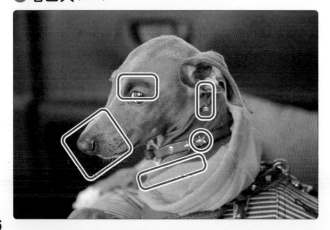

⑱ 確認犬（P21）

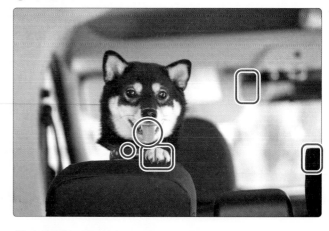

⑲ とまどい犬（P22）

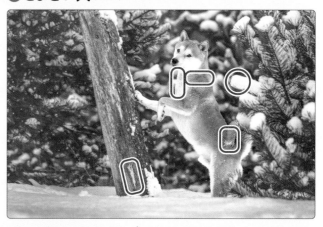

⑳ 八百屋犬（P23）

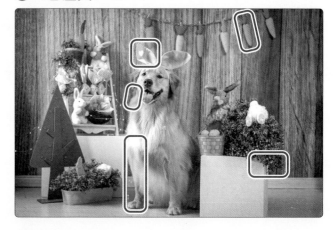

㉑ 恋バナ犬（P24）

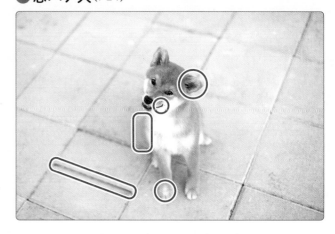

㉒ 忍者犬（P25）

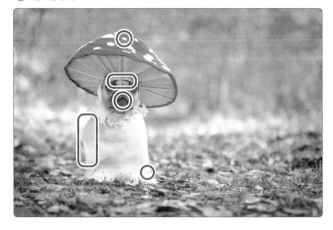

㉓ パイロット犬（P26）

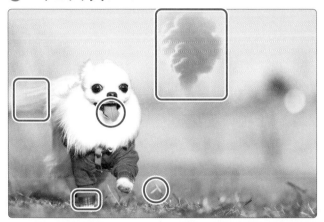

㉔ 鬼退治犬（P27）

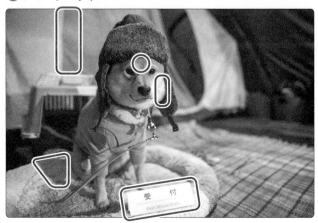

㉕ ジンギス犬（P28）

㉖ 動揺犬（P29）

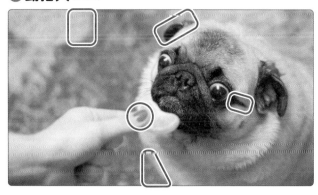

㉗ 歯医者犬（P30）

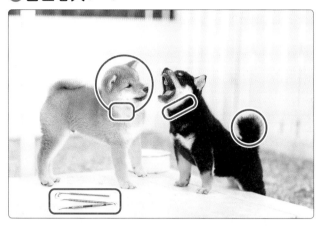

㉘ 宴会犬（P31）

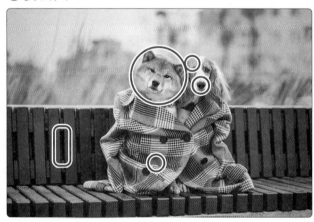

㉙ 銭湯犬（P32）

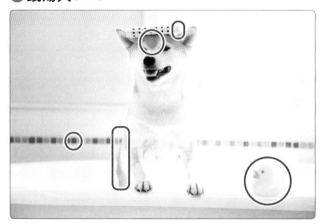

㉚ **海賊犬**（P33）

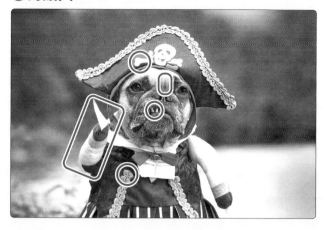

㉛ **漂流犬**（P34）

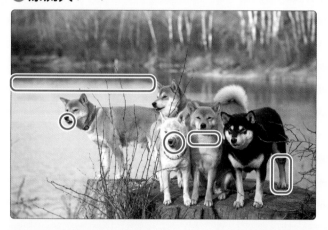

㉜ **インフルエンサー犬**（P35）

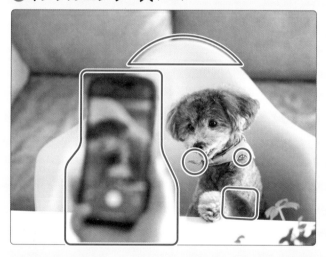

㉝ **母親犬**（P36）

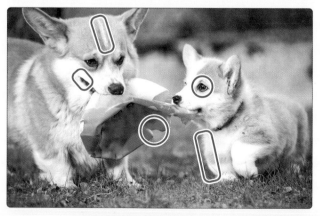

㉞ **受け取り犬**（P37）

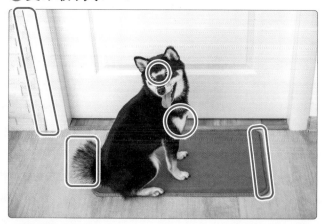

㉟ **鬼コーチ犬**（P38）

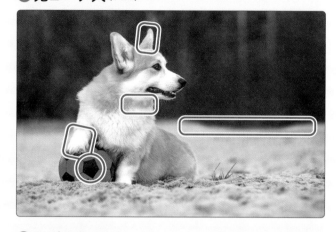

㊱ **おごり犬**（P39）

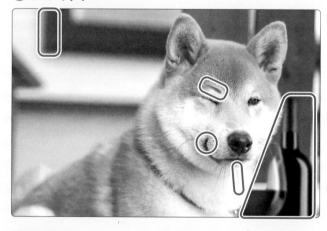

㊲ **幻覚犬**（P40）

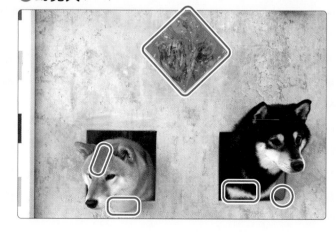